我们是病了，还是老了？

［日］细井孝之 著

孟华川 译

阳光杰地投资有限公司 组织翻译

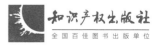

知识产权出版社

全国百佳图书出版单位

图书在版编目（CIP）数据

我们是病了，还是老了？ /（日）细井孝之著；孟华川译. —北京：知识产权出版社，2019.1（2019.8 重印）

ISBN 978-7-5130-5564-2

Ⅰ.①我… Ⅱ.①细… ②孟… Ⅲ.①老年病学 Ⅳ.①R592

中国版本图书馆CIP数据核字（2018）第096087号

内容提要：

本书作者结合自己多年在老年医学领域的研究，从出现急性咳嗽、记不住新事物、膝盖痛、腰痛、胃痉挛增多、口臭加重和面部斑点、皱纹增多等方面描述了如何鉴别身体的细微变化，特别是针对天命之年所表现的不适现象，告诉大家是老了还是病了，希望对所有人的健康管理有帮助。

ROKA KA BYOKI KA SORE GA MONDAI DA

Copyright ©2014 Takayuki Hosoi

All rights reserved.Original Japanese edition published in 2014 by MAGAZINE HOUSE Co., Ltd.Chinese translation rights in simplified characters arranged with MAGAZINE HOUSE Co., Ltd. through Japan UNI Agency, Inc., Tokyo

©2018中文简体版专有翻译权属阳光杰地投资有限公司。

责任编辑：王玉茂　　　　　　　　　责任校对：王　岩

装帧设计：张国仓　　　　　　　　　责任印制：刘译文

我们是病了，还是老了？

［日］细井孝之 著

孟华川 译

阳光杰地投资有限公司 组织翻译

出版发行：知识产权出版社有限责任公司　　　　网　　址：http://www.ipph.cn

社　　址：北京市海淀区气象路50号院　　　　　邮　　编：100081

责编电话：010-82000860转8541　　　　　　　　责编邮箱：wangyumao@cnipr.com

发行电话：010-82000860转8101/8102　　　　　发行传真：010-82000893/82005070/82000270

印　　刷：北京嘉恒彩色印刷有限责任公司　　　经　　销：各大网上书店、新华书店及相关专业书店

开　　本：880 mm×1230 mm 1/32　　　　　　　印　　张：6

版　　次：2019年1月 第1版　　　　　　　　　 印　　次：2019年8月 第2次印刷

字　　数：110千字　　　　　　　　　　　　　 定　　价：50.00元

ISBN 978-7-5130-5564-2　　　　　　　　　　　 京权图字：01-2018-3840

他 序

健康是我们每个人一生中绕不开的话题，也是我们追求美好生活的根本。随着我国人民生活水平越来越高，70岁还保持健身的老人越来越多，我们一直在挑战人类的极限。

1990年，世界卫生组织首次提出了"健康老龄化"的概念；1995年，我国学者首次对这一概念进行了解读并给出了具体的定义。2015年10月，世界卫生组织发布了《关于老龄化与健康的全球报告》，其中，"健康老龄化"再次被提上日程。作为一项围绕医疗保健和老年人健康问题的战略，健康老龄化将核心目标聚焦于提高老年人的生命质量，缩短带病生存期，延长健康预期寿命。

目前，我国人口老龄化进一步加深，"未富先老"和亚健康等都是困扰不同人群的难题。对于50岁左右的人来说，人生还有50年，如何拥有健康的身体来享受高质量的生活，将是每个人都应该积极面对的挑战。毕竟，衰老不仅是长出皱纹，或者肌肉变得松弛，也不仅是越来越迟缓的身体反应和越吃越多的药，它更是一次身份角色的重新定位。在家庭中，衰老的父母从供给者变成了依赖者，虽然在城市中，较大比例的老人群体并不需要子女的经济供养，而更依赖于他们在精神上的关怀。在社会中，老年群体在离开工作岗位后，也不可避免地失去了一部分话语权。

日本是全球唯一老龄化人口占比超过30%的国家，曾经也出现过"弃老""憎老"等社会现象。为了应对这种情况，其在20世纪60年代已针对老龄化提供了一系列法律和制度保障。特别是在医疗方面，日本做到了"偶尔住院、基本在家接受医疗服务"的医疗体系，使得70岁老年人仍活跃在各个岗位的人数越来越多，因此，我们可以借鉴其成功经验。为了使得我国实现健康老龄化到积极老龄化的转变，实现70岁的老年人仍有实现其生命价值的健康身体，该书的出版正逢其时。

时间的流逝总是在不经意间，最能感受它带来的变化的，大约是每个人的身体。本书的作者结合自己多年在老年医学领域的研究，从出现急性咳嗽、记不住新事物、膝盖痛、腰痛、胃痉挛增多、口臭加重和面部斑点、皱纹增多等方面为我们描述了如何鉴别身体的细微变化，特别是针对天命之年，身体所表现的不适现象，分享了他自己的心得体会。

特别感谢译者孟华川的推荐，能够为该书写序，实感荣幸，希望该书能够为我国老年人的生活带来方便，同时也希望为我国医学人员的从业之路提供一些思考。

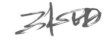

中日友好医院院长

中文版序言

随着年岁渐长，人体的各种器官也会慢慢地衰老，头晕眼花、腰酸背痛等各种不适会越来越多。本书就是当你的身体出现一些异样症状时，如何判断是源于老化还是疾病而提供一些建议与参考。

当然，也有一些症状会随着时间流逝而自然消失。但是，有的症状即便只出现一次，也可能是某个重大疾病的前兆，因此不能掉以轻心。我们既不能太过紧张地去"无病找病"，同时也不能轻视或遗漏一些异常的症状。只有学会严格鉴别，才能力争做到疾病的早期发现和早期治疗。

随着年龄增长，每个人的身体都会发生各种各样的变化。有些变化是不自知的，有些变化会由自己实际的感受演变为各种症状。我们认为这种变化就属于"老化"的范畴。如果放任不管这些由老化引起的变化，有时甚至会酿成重大疾病，所以我们也要认真对待。我们只有一个身体，这是不争的事实。自己的身体随着年龄的增长会发生一些变化，认真去面对这些变化也有助于我们更好地预防老化与疾病。

通过阅读本书，希望大家可以多少了解一下当自己的身体随着年龄增长会发生哪些变化。预知这些变化也会有利于我们自觉地做好对即将到来的老化与疾病的预防工作。为了提前应对这些变化，我们需要对它们的发病机制有所了解。当然，我们不可能无所不知，但是有一点是毋庸置疑的，那就是身体里发生的糖化酸化反应与糖化反应尤其发挥着重大作用。因此，有效控制酸化与糖化也有助于预防老化与疾病。为此，首先需要改善饮食、运动等生活习惯，每日坚持运动更是变得难能可贵。即便一个人上了岁数，也可以有足够的信心去畅想未来自己的样子，在每天有规律的生活中，自然也会成为我们每日持之以恒地努力的动力之源。

本书中罗列整理了每个人都会感到不适的症状中的86个项目。一旦您的身体出现某些不适时，首先去思考一下，这到底是老化还是疾病？。我们要学会勇敢地直面自己的身体。另外，目前没有任何不适的朋友，也可以努力做到未雨绸缪。如果本书能为中国读者的健康长寿有所帮助，将是本人莫大的荣幸。

细井孝之
医疗法人财团健康院　健康院医院院长

我为什么引进并翻译出版这本书

第一次见到细井孝之院长，是在2016年，我前往日本东京体检之时。他的专业、耐心以及卓越的职业素养，让我在这一场美好的体检体验之余也对院长本人深感钦佩。在体检过程中，我与院长就健康问题进行了深入的交流，于是产生将院长的著作《我们是病了还是老了？》引进并翻译出版，分享给国内广大读者的想法。

即使是在物质生活日益丰富的今天，我们仍然时常被健康问题所困扰。尤其是过了天命之年的人们，随着年龄的增长，身体机能的下降，往往更容易产生各种各样的健康问题，既包括生理上的，也包括心理上的。甚至有的时候，我们都无从判断某些不适的体症和感受来自哪里，到底是我们的身体在走向"老龄化"还是因为我们的健康真的出现了问题。生活在信息化时代的我们，可以通过社交媒体、移动阅读等方式快捷方便地获得各类健康资讯，但这些海量的信息中，却难免鱼目混珠，泥沙俱下，不少信息内容之间彼此冲突，相互矛盾，让查阅者难以甄别筛选。

　　幸运的是，我遇到了细井孝之院长的这本好书。书中清晰、凝练地列举并描述了老年人可能遇到的常见健康问题，深入浅出地告知读者身体发出的某些信号究竟是因为老了还是真的病了，从而自行判断是应该加强保健还是及时就医。为此，我希望通过引进并翻译出版细井孝之的这本著作，增进大家对健康管理的关注，逐步形成正确认知健康管理的科学理念。

　　最后，衷心希望本书的出版能够给每位读者在健康追求上有所启示和参考，为实现自身健康的提升以及对家人健康的关爱带来积极的指引，我想这也是院长和我期望此书能够实现的核心价值。也欢迎对健康管理感兴趣的读者与我们共同交流和探讨，让我们在持久健康的道路上携手同行。

魏险峰

阳光杰地投资有限公司 CEO

2018年5月22日

请善待、珍惜自己的身体

不论男女，日本居民的人均寿命都超过了80岁，百岁老人也不在少数。可以说，40不惑的人还有60年的余生，50岁的人还有另一个50年的人生要度过。我们每个人都希望此生过得充实而满足。每个人的价值观不尽相同，人与人本身也千差万别，即便是同一个人随着年龄以及环境的变化，在不同阶段也会有所差异。但是，在人的一生中有两样东西都是相同的。一是我们无法改变时间的流逝，二是每个人的身体都是唯一的，生命只有一次。

随着时间的流逝，身体的酸化与糖化不断增加，同时，身体内的荷尔蒙环境也会不断发生变化。五十知天命，尚没有经历过时间对身体带来的影响，在"百年人生"时，这样的变化将以各种各样的形式出现。身体的酸化与糖化不仅会引起动脉硬化，还会成为各种各样疾病的源头，也是使人体生病的罪魁祸首。另外，体内荷尔蒙跟生长发育、生殖、人体新陈代谢内环境的恒定（让体内的环境保持稳定）有一定关系，荷尔蒙对生长发育、生殖相关的调节作用在其行将结束时，本该减少却增加了，结果会造成人体新陈代谢内环境紊乱。年龄增长所带来的这些变化都跟身体的老化有关。

随着年龄的增加，老化会成为疾病的源头，但是老化本身并非疾病。对于个人来说，区分单纯的老化引起的变化与疾病引起的变化确实有一定困难。那么，所谓的疾病到底是指什么呢？一般我们根据头晕、倦怠等自觉症状，结合观察后发现的问题和检查指标等标准来诊断疾病，但是，这一诊断会表现出恣意性。不是先有一种疾病或疾病名称的存在，而是先有人体内发生的变化，比如产生细菌、病毒等。这一变化经过医学处理后的结果才是疾病。从这一点来看，疾病的种类有脑梗塞、心肌梗塞、胃癌、肺癌、肺炎、骨折、创伤等症状明显的疾病，还有高血压、糖尿病等在外观上没有变化，以血压或血糖值等指标为诊断依据，需要通过某个界限来诊断的慢性疾病。在未来，可能需要在对人体心脏、大脑、肾脏等内脏器官产生较大影响的地方设置一个参照区间进行划分。简言之，在内脏器官出现问题之前，先将其作为疾病防治的一个办法进行相应处置。

随着年龄的增长，我们会更多地感受到自己身体内的各种变化。这些症状中，有的症状与疾病有关，有的症状则与疾病本身无关，而是随着年龄增加才产生的。问题是，即便身体出现严重的征兆，本来这可以成为我们早期发现疾病的重要契机，但人们往往会主观认为也许是年龄的原因而放任不管。希望通过本书，能够让您学会判断目前的状态是否需要去医院就诊，以及是否需要担心当前的症状等。

从所有人都会产生的老化现象，到身体出现刻不容缓的重大疾患，本书涉及的症状中隐藏了很多可能性。在这有限的可能性中，针对您的变化与状态而进行疾病的最终诊断是专业医师的工作范畴。本书收录了很多针对身体不适的处理方法与小贴士，不仅希望在您身体有什么不适症状时可以参考本书，也希望在我们日常的生活中，能够通过一些自测项目确认自己的身体是否有这些症状。如果本书能对各位读者有所裨益，将是我无上的荣幸。

2014年晚夏 健康院医院院长

医学博士 细井孝之

目　录

消化系统、泌尿器系统功能失调

第1章

血液、免疫、呼吸系统、心脑血管功能失调
——出现急性咳嗽

出现急性咳嗽

病 了

如果咳嗽有痰、咳血时，请及时前往医院就诊

　　偶尔出现急性咳嗽的话，一般不会有什么问题。随着人体不断老化，气道黏膜的分泌物减少，咳嗽就会变多。冷静思考一下，急性咳嗽的出现带有突发性，一般在没有咳嗽症状时发病的居多，因此，不需要特别担心。如果咳嗽有痰、咳血时，就有可能是气道感染或有炎症，要警惕肺癌的可能性。50岁以上的重度吸烟者是肺癌的高危人群，但是，在气道以外的地方患肺癌的概率更高，因此，进行超声检查就显得尤为重要。另外，肺癌筛查中，还会检查痰液中是否有恶性细胞。

　　同时，吸烟引起的慢性阻塞性肺疾病（简称"慢阻肺"，COPD）及轻微咳嗽都可以通过痰液来进行检查。有吸烟史的人，以及周围有吸烟者而无奈被动吸二手烟的人都应该去正规医院呼吸科检查一下。

　　不管现在有无明显症状，烟草是万病之源，不要想

着以后找机会再戒烟，衷心希望各位吸烟的朋友能够立即戒烟。

此外，由于大气污染等原因，大城市中患哮喘的老年人越来越多。提起哮喘，大家首先会联想到小儿哮喘，其实它的发病跟年龄没有关系。有的老年人到了一定年纪，为了和子女还有孙子住在一起，从空气清新的地方（乡下）搬到城市居住，结果晚年患上哮喘病的人也就非常多。

咳嗽的原因在于气道炎症，如果放任不管将不断恶化，会导致呼吸困难。因此，有必要在早期去医院接受治疗。

另外，近年有一种哮喘在逐年增多。它没有哮喘病特有的"咕噜咕噜""呜呜"等喘息、气促等症状。如果哮喘长期不愈，建议尽快去医院就诊。此外，虽然此病比较罕见，但也有可能在不知不觉中患上结核病，因此，如果久咳不愈，最好去医院进行全面检查。

用餐过程中 常会打嗝

老 了

防止误吞误咽

　　误将食物、异物或分泌物等咽入气管，这并不是生病了，而是人体老化的一种自然现象。随着年龄增长，人的吞咽功能也会发生变化。但是，老年人随着这些变化会导致发生误吞误咽，有时还会发展为重度肺炎。

　　预防误吞误咽的方法之一，是尝试轻轻向下低头，伸长下颚吞咽，具有很好的效果。也许刚开始会感到不适，一旦养成习惯，能够大大降低患病风险。当食物进入食道时，吞咽时喉头向上，会厌①向下顺利地关闭喉腔。

　　此外，还可以将盘中食物先全部切碎，将食物放在口中进行充分咀嚼等，这样也可以有效避免这种风险。

————————————————

　　① 会厌是医学术语，指舌根后方帽舌状的结构。——编辑注

即便现在觉得没问题，将来也有可能发生误吞误咽的情况，从现在起就及时进行口腔卫生管理，如果有牙周炎就尽快接受治疗。有时误吞误咽还会导致牙周病菌被误吸入呼吸道而侵犯肺部，引发肺炎。要减少口腔内的细菌，可以定期使用牙刷清扫舌苔，让口腔保持清洁的状态。特别是有糖尿病的人，做好口腔的护理对稳定血糖值也很有效，所以要予以重视并做好口腔清洁工作。

以上部分阐述的都是医学上的显性误咽，即本人知晓误吞误咽的状态。更严重的是，完全没有误咽，而是食物不断掉入气道的非显性误咽①。此时很可能引发肺炎。事实上，我们常常可以看到，很多老年人因为肺炎而进行住院治疗。随着人体的老化，吞咽反射功能也在衰退，只要有误吞误咽就会埋下隐患，本人很难意识到自己是误咽。唾液（口腔内的常在菌）的误咽也跟老年人的肺炎有密切关联。因此，当出现误吞误咽的情况时，要提高警惕，防范风险。

---

① 非显性误咽，即无意间将口腔内含有大量细菌的唾液吸入肺中引起的误咽。——译者注

脸部、颈部、脚部容易浮肿

病了

如果清晨起来身体浮肿，可能是生病了

脸部、颈部、脚部的浮肿一定有其原因。如果到傍晚时分，腿脚容易浮肿，这个大可不必担心。但是如果清晨起来身体就有浮肿，就不能掉以轻心了。

到了傍晚，一般都是站了一天或坐了一天了。由于重力的作用，淋巴、血液、体液等容易流向身体的低垂部位即下半身。此外，肌肉越发达，人体新陈代谢就越快。运动不足，肌肉较少的人，血液循环与淋巴液的回流不够顺畅，因此容易造成腰部以下部位浮肿。

这是因为心脏通过有节律性地收缩与舒张，推动动脉血到达脚部，而流向脚部的静脉血回流到心脏的路程较长，所以，脚部血液需要有足够的压力才能顺利返回。这个过程中腿部的肌肉发挥了重要的作用。

但是，如果营养不良，血液中的蛋白质浓度降低时，会导致血管内的液体进入组织间隙，就很容易浮肿。

老 了

进行血液检查

翻开眼睛的下眼皮，如果结膜有些发白的话，也许是贫血的前兆。此时应该尽快就医，找家庭医生进行血液检查，看看目前的贫血是否需要治疗。如果是缺铁性贫血，可以请医生开一些内服药，要是还没到需要药物治疗的话，就要注意调节饮食来加以改善。

我们有时会看到脸色发白的老人。脸色发白并非都是血液变稀了才会变成牛奶白，如果觉得情况可疑，最好还是尽快去医院就诊。随着年龄增大，造血组织发生变化是肯定的。但是，这一变化过程非常缓慢，还不到必须去医院治疗的程度。

血液中糖化血红蛋白（HbA1c）的含量会随着年龄的增长而有所变化，血糖浓度有时会降低到11mmol/L，[①]但是很少会降到11mmol/L以下，一旦下降到这个数值就

---

① mmol/L是指一种浓度单位，即毫摩尔/升，常见于化验单中。——编辑注

需要治疗。如果糖化血红蛋白降低到这个数值以下，就必须查明病因。但是，有的年轻女性缺铁性贫血进展缓慢，即便糖化血红蛋白值在5～6mmol/L时精神状态依然很好。但是，这时候一定要注意。

随着年龄的增长，实际会出现一些血液性的疾病。比如，骨髓增生异常综合征（MDS）往往见于50岁以上的患者，随着年龄增长，其发病率逐渐上升。骨髓增生异常综合征（MDS）俗称为"白血病前期"，其愈后非常差。此外，消化道癌症引发的消化道持续出血，虽然有时候患者无自觉症状，但也可以引起贫血。当癌细胞在全身蔓延时，癌细胞会消耗身体的大部分能量供给，从而引起贫血。如果肾功能不好，也会引起肾性贫血。

刚刚列举了很多可怕的疾病。如果血液检查的结果表明，数据没有异常的话，就可以全面否定患上以上疾病的可能性，因此，首先要去医院就诊。

病 了

请去耳鼻喉科就诊，或进行脑部检查

　　突然感到自身或周围环境的物体旋转或晃动而头晕，这是一种特发性内耳疾病。本病以突发性眩晕为主要临床表现，被称为梅尼埃病（内耳眩晕症）。此外，自律神经失调也会导致头晕。但是，如果没有旋转的头晕，最常见的就要数体位性低血压了，该病是由血液循环失调造成的。

　　大家肯定见过在学校的早间活动中因为眩晕倒下的同学（多数为女同学）吧？这是由于那个年龄段特有的青春期起立性低血压，具体是因为荷尔蒙分泌异常导致的。成年人在体位改变时容易引发头晕或眩晕。处于躺卧体式的人突然站立起来时，受到重力影响，有相当多的一部分血液流向下半身。随着年龄增长，能够灵敏感知血管内血压的压力感受器的感知度下降，当对因姿势改变引起的血压变化无法感知或不能予以灵敏调节时，就容易感到眩晕。饭后或便后体内环境会发生变化，自律神经无法很快反应，有时也会引起暂时性低血压。

随着年龄增长，体内循环的血液量会逐渐减少，很难保持血压平稳正常。老年人中常见的脱水症，虽然无自觉症状，但是会使血液量减少，从而引起起立性低血压，脱水症也是造成低血压的原因之一。此时，要充分进行补水，确保血液循环量也会随之得到改善。

需要注意的是，头晕与一些常见的老年人疾病密切相关，其背后往往隐藏着糖尿病、酒精依赖症、老年人中常见的动脉硬化等疾病的风险。正在接受药物治疗的高血压患者，有可能也受到降压药的影响。

另外，小脑属于中枢神经系统，主要控制人体的协调能力。如果小脑出现梗塞一般会出现人体的平衡失调，有时也会出现头晕或浮肿。如果症状严重时，请及早前往医院耳鼻喉科就诊，或进行脑部检查。如果只是起立性低血压，对日常生活也没有影响的话，也不用担心。

病 了

请去医院就诊，查明原因

　　血压水平随着年龄增加会逐渐升高。高血压可分为原发性高血压（即不明原因的高血压）和继发性高血压（即症状性高血压）两大类。没有任何理由而血压自然升高的现象叫本态性高血压（即原发性高血压）。但是，首次测出高血压的人还是建议去医院进行检查比较好。在高血压患者中有大约1/10的高血压病人因为荷尔蒙有异常等被诊断为原发性醛固酮增多症（简称"原醛症"，Primary Aldosteronism，PA）。

　　原醛症为肾上腺的皮质中产生肿瘤，调节体内电解质的醛固酮分泌增多所致。如果不能意识到这一点，即便在医院开了降压药，也很难将血压降下来。

　　现代治疗高血压的常用药物主要有五大类，即钙拮抗剂（CCB）、血管紧张素Ⅱ受体拮抗剂（ARB）、血管紧张素转换酶抑制剂（ACE）、β受体阻滞剂、降压利尿剂。

当前的主流治疗方案中，如果某一种降压药无法达到降压效果时，将几种药物混合使用时效果更佳，而不是逐步增加剂量。另外，考虑到患者用药的方便，还可以从一开始就使用多种药物混合而成的产品。

但是，这样的药品无法起到抑制醛固酮分泌过多的作用，血压会持续保持在一个较高的数值。

高血压是一种非常常见的疾病，在其背后存在患上肿瘤等严重疾病的可能性，因此为查明病因，建议尽早去医院就诊。

如果因为没有自觉症状，而对高血压放置不管，容易造成动脉硬化等新的疾病。而动脉硬化容易导致心肌梗塞、脑梗塞等重大疾病。另外，长期高血压是诱发肾功能不全的主要原因之一，有时严重者还需要进行血液透析。

病了

过敏反应与免疫系统功能的异常有关

免疫系统功能紊乱容易引起各种过敏反应。但是，随着人体不断老化，免疫系统的反应会变得迟钝。这样一来，虽然症状会随着年龄变化有所缓解，但是免疫系统自身容易陷入紊乱。因此，并不会由于年纪大了就不会再有过敏反应，老年人还有可能发生过敏。

如果免疫调节系统出现紊乱，在年轻时毫无任何过敏反应的物质，在以后却有可能引发过敏反应。在免疫球蛋白（Immunoglobulin，Ig）中，比较有名的是血清免疫球蛋白（IgE）引起的即时型过敏反应（只要进食就会出现过敏症状）。免疫球蛋白G（IgG）引起的迟延型过敏反应，是在食物摄取后经过数小时，或数日以后才出现过敏症状，这一过敏反应不会带来全身不适，也可能是由自律神经失调引起的，所以很难有过敏反应的自觉症状。

非常普通的食品无法被人体完全消化，不少人对这种食品产生抗体（IgG）。也就是说，免疫系统将食品中未被消化的部分视为"异物"（免疫学上称作感应防御机制）。这样一来，下次这一未经充分消化的食物通过肠管壁而进入人体时，就会引发过敏反应。

随着人体不断老化，肠道活动力降低，消化不佳，肠内细菌群会发生变化，肠管壁的环境变差，也容易引发过敏反应。养成服用含有丰富乳酸菌的酸奶的习惯，可以调整肠内细菌平衡，也许会起到较好的预防效果。

另外，请勿抱着好奇的心态去食用那些可能引起过敏的食物，这往往会产生性命攸关的强烈反应。如果有疑似症状，就要去医院进行检查，查明到底是因为什么过敏。如果是迟延型过敏反应，通过控制作为过敏原食物的摄入，抗体会自然减少或消失。

老了

心肺功能会随着年龄增长而慢慢下降

随着年龄增长，心肺功能下降，尚不能断言这就是疾病。随着年龄增加，肺功能与心脏功能会发生变化。如果走在很平坦的道路上也会感到气喘，那就要另当别论，这可能是心肺功能不全的表现。因此，爬比较长的楼梯感到困难时，看看平地行走是否容易气喘。

心肺功能会随着年龄增长而自然下降，大体上，一个人在40岁以后换气能力每年会平均下降1%。如果下降的速度跟正常人无异，就不用担心是生病了。

每个人的体重不同，发生气喘的概率也会不同，如果是爬楼梯引起的气喘就很难考虑为疾病所致。但是，需要注意的是，之前爬楼梯一点也不觉得辛苦，但是有一天突然变得困难时就要严加防范。

另外，有吸烟史的人患有肺癌或慢性阻塞性肺疾病（COPD）的可能性比较高。即便是几年前就已经戒烟，也很难高枕无忧。因为吸烟的痕迹不会轻易从肺部消失。有时候，很久以前种下的一颗种子，到了心肺功能下降的年纪后就开始凶相毕露。此时，应该去医院呼吸科或内科咨询。

说点儿题外话。日本国内政府机关大厦的楼梯台阶数一般为11～13级，超过13级时一般会在中间设计楼梯平台，这样就不用一口气上升到顶楼。如果爬这个高度的楼梯，刚到楼梯平台处就有点儿气喘的话，就要注意可能有健康隐患了。为稳妥起见，这时候还是咨询一下家庭医生比较好。

但是，膝盖等关节疼的人，就不用刻意去做这种测试了。

老 了

这可能是免疫功能低下的表现

变得容易感冒

　　免疫系统是身体健康的重要保障之一，人体的免疫功能会随着年龄的增长而下降。但是，我们发现，现实中老年人对周围环境的适应能力降低也会对免疫功能的下降产生很大的影响，容易中暑就是其原因之一。但是针对气温的变化，没有适时地添衣或减衣等，也会造成体力的衰退和疲劳的积累，这些都会影响身体健康。

　　老年人的白细胞和淋巴细胞会逐渐减少，这不仅会损坏免疫系统，还会导致对病毒的防御功能减弱。淋巴细胞的减少是免疫力降低的一个指标。

　　另一方面，身体中的粒细胞会保护人体免受感染和疾病的伤害。生活中一旦发生感染，血管内的白细胞会被动员起来，粒细胞作为"第一部队"出击后，老年人的血管和组织会变成一个被瓦解殆尽的空壳。此时，作

17

为"第二部队"的粒细胞无法立即启动。

引发肺炎时，检查住院老年患者的血液，如果白细胞没有增加，这就说明"第一部队"出击后，"第二部队"处于没有及时跟上的状态。

如果想要增强身体的免疫力，就要改善肠道内的环境，因为约80%的免疫细胞存在于胃肠道黏膜，使肠相关淋巴组织成为体内最大的免疫器官。为了改善肠内环境，最近很多家庭常备酸奶。常常看到很多宣传中声称，"活着，要保护好胃肠道"，如果不是这样的益生菌，很难达到改善肠道的效果。细菌的尸体也会成为益生菌的饵料，从而增加益生菌，改善肠道微环境。但是，这些改善肠道微环境的习惯必须坚持不懈才会有效果。因此，要学会不慌不乱，持之以恒。

病 了

如果发现心律不齐时，请一定去医院就诊

如果发现有心律不齐时，应尽早去医院心血管内科门诊就诊，同时进行24小时动态心电图检查比较好。通过这种随身携带的动态心电图记录仪，可以连续不断地监测人体24小时的心电变化。因为老年人有可能出现窦性心律不齐的症状。虽然，在做完这一系列的检查后仍然有心悸、胸闷的症状，但是至少知道了身体目前没有什么问题。

"心律不齐"又称为期外收缩，本来不该收缩的时候，由于心脏激动的起搏或传导异常所致的心律或心率异常的现象。但是，实际发现心脏的肌肉并没发生收缩的时候比预想中的要多。此外，心率跟平时没有差异，有时却可以感受到心跳加速。

虽然有个体差异，一个人的心脏每天要跳动约10万次，其中，即便有100次期外收缩，只要不是数次同时发生，一般都没问题。

即便这样，兴许是什么原因使得心血管内出现一些异常情况，也可能是身体某个器官在释放某种呼救信号。因此，这时候还是建议尽快去医院就诊。

如果发生什么不测，可能是阵发性室性心动过速。如果伴随胸闷、呼吸困难等不适症状，应该立即进行治疗。具体处方中以β受体阻滞剂为主的内服药比较多。根据不同的思路，使用不同的药物，也可以达到"能够治愈"的效果。β受体阻滞剂具有改善心律，缓解心肌缺血症状的作用。

另外，尤其要注意房颤，通常有很多人会由此患上心律不齐。在房颤的患者中，心房中容易形成血栓，可以用华法令阻凝剂（最常用的口服抗凝剂）等各种血液抗凝剂。

针对此类疾病，有必要让血液保持稀释的状态。要不然心脏所形成的血栓随着血液流到大脑，容易使大脑的血管堵塞，可能引发心源性脑梗塞。

第2章

大脑、视觉神经功能失调

——记不住新事物

总想不起来人
名和说过的话

老 了
坚持运动或计算

　　记忆力衰退不属于疾病，没有必要马上去医院。但是，如果您的家人和周围的人都很担心您的健忘症，而只有自己意识不到，那就需要担心了。如果能意识到自己忘记了某些事情，那就说明您不是"痴呆症"。真正的痴呆症，是已经意识不到自己忘记了什么。因此，如果一个人念叨着"那个人是谁来着？嗯……嗯……"，那么他清楚自己是忘记了，这只是健忘。但是，如果具备了几个条件，就有可能成为健忘症候群。相反，即使周围的人反复地提醒说"是您忘了""奶奶，您要记住啊"，自己仍然记不起来的话，这种情况就令人担心了。

　　举个日常生活的例子：把锅放在煤气灶上，开了火，但是完全忘记了，把周围都烧焦了，但是自己却不记得犯过这样的错误。直到发生了很严重的事情，才能意识到。"痴呆"指的就是这种状态，不知道自己忘了。这种状态令人担心，应该立即去医院就诊。也许这一阶段只是轻度认知障碍，但是有的却是阿尔兹海默症（Alzheimer's disease，AD）的早期信号，最好及时接受治疗。一旦发展为阿尔兹海默症后，不仅会变得健忘，而且性格都会发生变化。

如果正处于这种状态的边缘，通过在日常生活中养成运动的习惯可以起到较好的预防作用。活动身体后，各种信号就会反馈回大脑，给开始偷懒的大脑一些刺激。比如和别人一边聊天，一边运动，同时做两种事情（复合任务）的话，效果会比较好。此外，也可以坚持做一些简单的计算。外出购物时，可以在收银台心算应该找多少钱，比收银员先算出答案。总之，要多使用大脑。

改善营养也是有效的。要预防B族维生素的缺失和营养不良。维生素D可以有效地减缓认知下降的速度并预防老年痴呆。

记
不
住
新
事
物

老 了

性激素的变化也是相关联的

　　如果只是这种情况，那就没必要去医院。但是，如果周围的人跟你说话，你答非所问，或者有气无力、没有活力，看起来有点儿抑郁状态，那就另当别论了。当然，也推荐去进行心理咨询。在诉说自己有这种烦恼的男士中，有些人的男性荷尔蒙分泌量较低，变得有些抑郁。对于这些男性，有时补充性激素的疗法会很有效。

　　女性健康与女性荷尔蒙密切相关。女性闭经后，女性荷尔蒙会开始枯竭，或者减少，有些人会受此影响开始抑郁。对于这些女性，比较推荐一定期间内的补充性激素疗法（Hormone Replacement Therapy，HRT）。这种方法也许能让女性更轻松地度过更年期。

　　此外，记不住新事物，也并不是所有的事情都记不住，比如某个明星的名字一次就记住了，但是其他明星的名字却总也记不住。然而，幼时的事情却连细节都记得非常清晰。

当然，也不是过去的所有事情都能记得。只记得自己印象很深刻、回忆或叙述时令自己愉悦的事情。一般而言，那些久远的故事已经被长期记忆并固定在了大脑皮层中。

为了不忘记短期记忆并把它刻进大脑里，需要有意识地不断回忆。在不断回忆的过程中，对方的名字就会变成长期记忆，印刻到大脑皮层里。

如果有些人的名字你明显记不住，你就会在无意中避免想起这个人。但是想不起名字，也说明你觉得自己应该是记住了。如果是这种情况，那么现阶段还不能算疾病。

如果身边的人为你担心，或者健忘已经影响到了你的生活，就要多加注意并尽快去医院就诊了。虽然健忘是多见于中老年的现象，但20岁以后出现也并不罕见。因为从这一年龄段开始，大脑神经细胞、神经元就会每天以几十万个为单位逐渐减少。然而，神经元的使用频率与神经元减少带来的损害有关，每天是否都在使用神经元决定了其损害程度会有所不同。

刚刚列举的"计算"法，可以用来预防老年痴呆。比如有一个在网上可以随意玩得很有名的智力拼图游戏——数独游戏（简称"数独"）①。

---

① 数独游戏（日语：数独 すうどく）是一种源自18世纪末的瑞士的游戏，后在美国发展、并在日本得以发扬光大的数学智力拼图游戏。——译者注

　　心算、朗读、运动也可以用来预防老年痴呆。运动时要关注自己的身体。活动身体时大脑会向手脚发出指令，同时活动手脚时从身体发出的刺激也会成为信号传送给大脑。大脑活跃了，身体会优先向大脑输送血液，大脑就会变得更加活跃、强壮。大脑和肌肉一样，使用得越多就越健壮。即使年龄增长，这一点也不会变。

病 了

白天严重倦怠，请去呼吸内科咨询

医学上称之为入睡障碍，长此以往会感觉很痛苦，但是这一阶段还不需要去医院。

请你回忆一下：你白天很活跃吗？经常活动身体吗？退休后的老人，尤其是刚刚退休的人，你有没有无所事事地度过每一天？很多失眠患者，因为夜间睡眠不好，经常会通过白天的午睡来弥补失去的睡眠。其实，午睡会加重夜间的失眠问题。如果确实需要午睡，那么午睡时间应控制在10～15分钟。最长控制在30分钟以内，若是超过30分钟，就不单纯是午休了，身体便会进入不易睡醒的深睡期。白天进入深度睡眠可能会打乱你身体内部的生理节律，导致生物钟紊乱。生物钟紊乱是入睡困难的一个原因。但是，如果夜间睡眠时间足够，在白天仍然感到非常困倦，建议去医院呼吸内科咨询。这些人群中有一部分属于睡眠呼吸暂停综合征（SAS）

。这种疾病媒体多有报道，想必大家都不陌生。这是一种由于肥胖等多种原因导致睡眠中舌根下沉堵塞喉咙，或者由于肥大的脂肪组织将横膈膜抬起以及咽喉疾患导致的数次呼吸停止的重大疾病。

这种情况会导致睡眠不足，起床时没有满足感，然后不堪忍受的困倦感会在白天袭来。不仅如此，由于睡眠中大脑处于缺氧状态，会导致脑细胞的状态恶化，容易引起脑细胞坏死或脑萎缩。

如果对睡眠呼吸暂停综合征放任不管，会有在睡眠中猝死的危险。不妨问问家人，你在睡眠中是什么样子的。

虽然身体没有任何问题，但总是闷闷不乐、情绪低落、急躁或无来由地焦躁不安，这些人的睡眠一般都不好。在入睡前，请试着用自己的方法重新整理情绪，或者在淋浴前做一些舒缓的运动。

近年来，直到深夜还在看电视或玩电脑，甚至睡在床上仍然在玩手机的人不断增多，这些人睡眠不好是必然的。虽然是很弱的光源，但一直凝视眼前的画面，和直视稍远处的大画面是一样的。耀眼的亮光刺激会使大脑觉醒。因此，应该尽量避免入睡前上网。

总之，相关调查资料显示，在60岁以上的老人中，超过30%的人或多或少地存在睡眠障碍。65岁以上的女性中约有一半患有失眠。深夜里辗转反侧、难以入眠的人，何止是你一个人！

病 了

长期睡眠不足需要去医院就诊

　　睡眠不足是否需要立即去医院就诊呢？根据前面我提的问题，请首先问一下自己：白天的活动量、运动量是否有问题？如果白天活动量充足，可使人达到一定的身心疲劳，有利于良好的睡眠。如果运动量不充足，那么首先应该改善白天的生活习惯，提高白天的活动量。其次，入寝前喜欢喝酒的人，应该减少饮酒量或者干脆戒酒。也许喝醉后躺下就能很快轻松入睡，但是一段时间之后，酒精就会发挥令人兴奋的作用，导致神经系统觉醒，经常半夜醒来。中途一旦醒来，就很难再次入睡。想赶紧入睡而再次喝酒，会让你烂醉如泥。

　　如果失眠持续或仍旧没有改善，推荐您到医院内科就诊。实际上，众所周知，高血压患者有30%的人都有失眠的症状。连续每天都能睡七八个小时的人，患高血压的风险最低，睡眠时间低于5小时的人患高血压的风险则会增加1.5倍。当然这并不是说睡眠时间越长越好，睡眠超过9小时风险也会增加。放任这种状态的话，会导致心肌梗塞、缺血性心脏病、冠动脉疾病等，所以绝对不能掉以轻心。

目前，约有30%的糖尿病患者饱受失眠或睡眠质量不高的困扰。有研究显示，每晚睡眠少于6小时，血糖升高危险增加3倍。失眠也许一部分是疾病带来的不安和压力造成的，但是失眠本身也会成为一种压力，会造成皮质醇、去甲肾上腺素等抗压荷尔蒙分泌增多。这样一来，虽然是半夜，睡眠不足也会导致体内血糖值升高，引发胰岛素抵抗。但是由于抗压荷尔蒙的影响，胰岛素抵抗性（降低血糖值的荷尔蒙—胰岛素的作用降低）增强，最终会损害身体。

大部分糖尿病患者早期未能及时发现疾病，导致了病情的加重，甚至出现了不可逆的并发症。有报告显示，夜间睡眠时间不足5小时的人，患糖尿病的风险要比每晚睡眠时间在7～8小时的人增加2.5倍。如果长期睡眠不足，尽早就医是明智之举。

老 了

转变为早睡早起

　　你发现自己已经没有什么精力熬夜了，这是一个很
自然的现象。不用去医院就诊也无须担心。无法熬夜就
不要勉强，不如早睡早起。用积极的心态面对，把它当
作一个机会，重新回归健康生活的轨道。

　　不通宵熬夜就无法完成当日的工作，说得难听一
点，那是日程安排能力和计划执行能力低下的表现。即
使突击完成了某些工作，也很难避免其质量的粗劣。如
果不通宵就无法完成，那么就需要反省一下了。

　　说到底，年轻时你可以通宵达旦地工作，真的是你
自己的意志决定的吗？其实很多人是在可怕的上司或前
辈的监督下，揉着惺忪的睡眼勉强完成的吧！年轻的时
候，副肾①的功能比较强健，能将身体调节为战斗状态
的荷尔蒙——肾上腺素容易分泌，战斗能量的源泉——

---

　　① 副肾以分泌肾上腺素为主，可以调动身体的应激状态。——编辑注

血糖也容易调动。

余力较多的年轻岁月里，身体里有很多这种处于预备状态的能量，允许你胡来。但是，随着年龄的增长，体内一定会悄无声息、无情地发生变化。其根本原因在于一种荷尔蒙——去氢表雄酮（DHEA）——分泌量的减少。比起对身体的影响，它对血、气和精神的影响更大一些。对于男性荷尔蒙、女性荷尔蒙以及副肾皮质荷尔蒙的合成，它都是不可或缺的，然而随着年龄的增长，它的分泌量会逐渐减少。

就像老化现象因人而异一样，去氢表雄酮（DHEA）的储备量在每个个体之间差异也很大，DHEA多的人一般寿命也长。最近好像有的进口保健品中含有该成分，但是乱用激素相关的药剂和保健品很可能有一定风险，因此，如果对激素补充治疗有兴趣，请务必咨询专业的医疗机构。激素补充疗法的最大原则就是一定要遵医嘱。

老 了

首先通过运动去改善

　　当你心烦意乱时，是否会通过向身边的朋友倾诉解决呢？因为有些烦恼是可以通过自己的内心调节来减轻的。随着年龄的增长，身体能力和身体状态会慢慢发生变化。以前能轻易做到的事情某一天突然做不到了，或者突然发现很久之前就已经做不到了，这一瞬间谁都会感到悲伤吧！另外，有些人喜欢推算自己生命还剩下多少时间，然后逆推，这件事情需要做，那件事情也需要做，不断地逼着自己，变成了一个急躁的老人。

　　失去某种能力固然是一件令人悲伤的事，但是心情变糟就更加得不偿失了。这时候，锻炼身体是最佳选择。

　　慢走或负重训练（肌肉锻炼）等运动具有抗抑郁的作用。但是，等到心理能量已经锐减后才开始锻炼，能否有想去锻炼的动力就不得而知了。

　　正因如此，请在身体健康的时候就养成良好的运动习惯。前文曾阐述过，运动有助于防止健忘，同时对改善不良情绪和抑郁症也大有裨益。运动是一种对身心都有益的智者的生活习惯。年事越高，运动越重要。其次，肌肉锻炼会使下半身的肌肉细胞新生，分泌一种荷尔蒙——肌肉因子。最近关于这一荷尔蒙的研究正在盛行，研究认为这种荷尔蒙能够降低血糖值，让身体变年轻。有些研究人员认为它对于改善老年痴呆的症状也是很有帮助，因此上年纪后，非常有必要去尝试寻找适合自己的锻炼肌肉方法。保持全身的肌肉处于最好状态，能够让跌倒时受伤的概率降到最低。

老 了

生物钟基因的运行也会自然而然发生变化

这是自然变化，无须担心。人身体里本来就存在数个用于报时的"生物钟"，随着年龄的增长，生物钟基因会发生微妙的变化。但是，生物钟基因的状态在医院是无法检查的，现阶段也没有调整的办法。

在不丹王国那种悠闲的环境中生活和在日本快节奏的现代都市中生活，生物钟基因的状态是截然不同的。

有位学者曾做过一个有趣的实验：他让参加实验的人"在心中默数10秒"，数完后举手。结果表明，东京居民举手的速度明显比其他地方的人要快很多。

也许有人觉得这个实验无趣，实际上，这个实验本来的研究目的是，限时10秒训练自己的反应能力，这样可能有助于预防老年痴呆，在此过程中偶然发现了这一城市居民的倾向。

也就是说，"生物钟基因"的变化是一种结果，同时也是一个关键点，隐含了通过影响生物钟基因改善大脑高次元功能的可能性。不仅是时间的问题，性格急躁的人，他的身体或大脑功能有可能也感受到了不安，总感觉有人在催促他，总有一种急于想知道下一个答案的冲动。比如，有些老年人会不停地问"现在几点了"。周围的人只觉得他是急躁，其实很有可能这是认知水平低下的表现。平时需要多留意一下这一点。

老 了

让美好的回忆在现在的生活中发挥作用

如果把这种倾向理解为逃避现实，可能会有点儿消极。但是，也没有必要立即去医院就诊。之前也讲过，人的记忆周期分为短时记忆和长时记忆两种。经常听人说，能记得很久远的事情，但是记不住最近的事情。最近发生的事情是记录在被称为"海马体"的大脑区域里的，而很久以前的事情在大脑里经过了严格的分类、整理、收纳，在不同的情况下经常被调取出来，作为参照。

但是，请你回忆一下，就算是过去的事情，能记得住的也只是某些特定的事情。比如，你能记得小学运动会上身边的朋友带的是便当，但是却不记得当天早上去学校后老师在黑板上写的注意事项。

即使是同一状况中发生的事情，记忆也会有所不同，只能记住容易记忆的事情，并不是所有过去的事情都能记得住。

在各个年龄段的人群中，总有那么一部分人认为"过去是美好的"。然而，那是因为他只选择记住了"过去美好"的部分，并且不断进行回忆。希望那些过往的美好回忆能够让你更加热爱当前的生活。

老 了

反而是放心的信号

咽喉和食道有堵塞，医学上通常将其称为吞咽障碍。将食物放入口中，经过咀嚼，关闭气管入口（会厌盖住喉口，以免食物进入气管），再将食物送入食道。这一连贯的动作在无意识下完成，一般通过反射来进行，因此会对牙刷的刺激发生反应。干呕现象增多，有可能是你认真刷后槽牙的一个表现。众所周知，老年性肺炎是导致老年人死亡的主要原因之一。研究表明，这多数为误咽入细菌而导致的肺炎。本来应该通过食道进入胃里的食物，却通过气管进入肺里，导致了肺炎。吞咽食物时无意识地封锁气管入口就不会发生这种情况，但是，由于老年人随着年龄的增长，神经末梢感受器的反射功能渐趋迟钝，容易引起误咽。

喉咙深处有一个叫作梨状窝的凹陷处。有时以为自己咽下去了，但是食物却滞留在该凹陷处，自己也没有发现，等到睡觉后食物可能会流入气管里。

除了吞咽食物，还有可能误咽唾液。睡眠中喉头盖的反射功能渐趋迟钝的话，很容易发生误咽唾液。如果患有老年人最容易患的牙周病，牙周病菌等细菌与唾液、食物一起从气管进入肺中，细菌繁殖容易导致发炎。即使没有牙周病，即使很认真地刷牙，口腔内仍然会残留一种叫作生物膜（细菌生成的有机物，也叫菌膜）的黏性物质。这种物质侵入肺里很有可能导致肺炎恶化。因此，刷牙时不仅要清洁牙齿本身，最好也刷一下舌头。在药妆店就能买到刷舌头的扁平状的舌刷。

而且，每天不仅要刷牙，还要学习使用齿缝刷或牙线帮助清理干净牙齿的缝隙。近年来，美国甚至有一种说法——"要么用牙线要么等死"。牙周病确实是一种非常恐怖的疾病。当然，牙齿和牙龈之间的缝隙也要用牙刷的毛端仔细清理。现在市面上有很多毛端经过特殊加工的牙刷。如果能找到适合自己的，日常的口腔清理也会变得很轻松。

病 了

请到脑科或神经内科就诊

　　由于各种原因引起的部分或完全缺氧会导致人昏迷，而且，即使没有贫血，体位性低血压也有可能导致老年人晕厥和昏倒。虽然这不是致命性的疾病，但同样是昏迷，有一种可怕的情形是短暂性脑缺血发作。为什么说它可怕呢？因为短暂性脑缺血发作可能是脑梗死的首发症状或先兆。不过，有很多人得脑梗塞之前完全没有这一前兆。什么样的人会这样呢？具有比较严重的脑动脉粥样硬化的高危人群，或者本来就有生活习惯病或代谢综合征的人。不过，多项研究表明，抽烟（香烟中的尼古丁）可能是罪魁祸首。抽烟不仅损伤大脑，使智力受到影响，它对心脏的危害更大。

　　有些人在脑梗塞发作之前会感觉到某些异常征兆。比如开车途中突然无法平稳地往前开，于是很害怕，停下车后立刻赶往医院，查出结果是脑梗塞。不少人的身体会出现一些异样，比如冲刺、跳跃、躲闪等动作突然变得困难，这些动作多需要多个肌肉群乃至全身肌肉的配合协调。

但是，大部分人是没有前兆的，发觉异样后立刻就发作了。不同部位的血管堵塞会引发不同疾病。人体几个致命的部位不一定会立刻堵塞。

如果是脑溢血，症状会急速恶化。脑溢血会导致血块凝结。于是脑内压力上升，压迫到延髓等与呼吸有关的部位，瞬间发展到危及生命的地步。然而，脑梗塞发生时，由于大脑供氧不足会导致大脑机能下降，但是脑内空间是没有变化的。根据病变发生的部位和范围不同，临床表现不同。小脑梗塞可以导致平衡感明显失常。即使梗塞范围很小也会导致头晕、呕吐。

然而，有些小的梗塞发生时没有任何症状，也没有更加恶化，后来自己痊愈了。患者也没有自觉症状，后来在检查其他项目时，通过核磁共振检查（MRI）才看出了梗塞的痕迹。这种现象以老年人多见，专业术语叫作陈旧性脑梗塞。

如果解剖去世后的老年人的脑部就会发现，年龄越大脑梗塞的痕迹就越多，患严重脑梗塞的危险性也会越大。但是也不能断定那就是死亡的直接原因，也有可能曾经发生过脑梗塞，后来由于别的原因去世了。

还有一点，如果出现口齿不清的症状，那就已经不是前兆了，而是脑梗塞恶化了。

病 了

可以暂时不用管

　　某天早上起床后照镜子时，发现自己一只眼睛的眼白通红，或者眼白的一部分出血了，第一次看到的人一定会吓一大跳的。同时，身边的人看到这一情况也会吓一跳。很多人都以为这是得了什么严重的病症，其实不然，这只是眼球结膜下的出血而已，不会传染也不会引起失明，暂时也无须治疗。与其说是疾病，不如说是外伤的一种，是暂时性症状。放任不管的话，几天到两周时间内血痕就会被吸收，眼白也会恢复白色。

　　也许是很小的沙尘划伤了结膜，也许没到受伤的程度，只是眼睛受到刺激导致结膜充血症状。这种现象的原因目前还不是很明确，多见于中老年人群，有可能只发生一次，也有可能反复发作。

眼白变成浑浊的黄色

病了

怀疑有重大疾病

视力异常不一定是眼睛有问题，很可能是心脏的问题反映到了眼睛上。例如，患有脂质异常症（也称高脂血症）后，血液中过剩的脂质沉淀在虹膜上，形成白灼物质——角膜缘。此外，眼角皮肤出现黄色斑片，患上眼睑黄色瘤的可能性会很大。

重大疾病发作后，红血球大量被破坏，肝功能显著降低，血液中的胆红素升高。

胆红素是指红血球中相当于血红蛋白一部分的血红素变化而来的，本来应该在肝脏内发生化学变化，与胆汁混合后从胆管进入肠管，然后与小便一起被排泄到体外。小便的颜色其实是氧化后的胆红素的颜色。

当发生上述问题后，血中的胆红素浓度上升，白眼球（虹膜）和皮肤上就会出现黄疸。这种情况下，肝脏疾病、胆结石、胆囊炎、胆道疾病、血液疾病、转移到肝脏的胃癌、大肠癌等有可能恶化，建议及早就诊。

白眼球和皮肤一样，也会暗淡。其原因除了老化之外，还有紫外线导致的活性氧的增加。还有可能是血流障碍的影响。即使是怀疑以上这些情况，感觉到眼睛异常时也要尽快去眼科就诊。

一看小字眼睛就疲劳

病 了

请让眼睛多休息

如果非要给这种状态起一个病名，那就是眼疲劳吧。不仅是眼睛干涩，有些人还会伴随眼睛疼痛、头痛、肩膀酸痛等。随着年龄的增长，身体越来越容易疲劳，眼睛当然也会变得容易疲劳。

这种情况的原因有很多，除了长时间凝视电脑等显示器之外，还有其他一些原因。例如眼睛折射异常，或者单纯因为眼镜度数不合适，精神压力，消化器官或心脑血管的疾病。此外，还有头部、颈部的伤病积累成老毛病，有时也受常年服用的药品的影响等。

如果是眼疲劳，首先应该做的是静养和保证睡眠。其次，随着年龄的增长，视力每年都在变化，如果感觉眼镜度数不合适了，要随时进行调整。实际生活中，忘记适时调整眼镜度数的人比想象的要多。如果这时能换一副时尚的眼镜，也能起到转换心情、调节情绪的作用。

市场上有很多种具有抗视疲劳作用的眼药水，购买时最好选择含有维生素B的产品。B族维生素是一种与糖分代谢息息相关的成分。尤其是当缺乏维生素B_2时，会增加患白内障的风险。

由于市场上常见的稻米的维生素B_1含量比较低，喜欢食用白米的日本人以及经常饮酒的人容易缺乏维生素。因此，如果通过食物无法充分摄取，也可以食用一些保健品补充身体所需的维生素。有研究显示，一次夜晚饮酒失去的维生素B，需要花三天时间才能补回来。如果一个人每天晚上都喝酒，那么他一定会维生素B不足。

当然，如何能让眼睛不感到疲劳，才是最重要的课题。目不转睛地盯着电脑或手机的小屏幕上的字和符号、图片，不知不觉中眨眼次数减少，很容易得干眼症。把眼睛使用到极限的现代特有的生活方式，老年人不是更应该避免吗？

眼睛深处感到
钝痛

病 了

有青光眼的可能

如果出现眼睛疼痛，应考虑到患有青光眼的可能性。最好尽快去眼科就诊，让医生测量眼压。

一般而言，青光眼是因某种原因眼压变高带来的结果，会导致视神经发生异常。由于早期几乎没有任何自觉症状，很多人都是因为别的疾病去眼科就诊时才发现的。

症状变严重的话，会导致视野狭窄、视力低下。急性发作时还会伴随眼睛疼痛、头疼、呕吐等症状。放任不管还会有失明的可能性，因此这种疼痛不容小觑。

不过，还有一种可能是，精神压力导致的偏头痛或者三叉神经痛带来的暂时性疼痛。疼痛不仅发生在出现问题的部位，而且呈现出放射性疼痛，完全没有问题的部位感觉到疼痛。因为肩膀疼去医院，结果出现毛病的却是心脏。这种事情也是比较常见的。

中老年人是青光眼的高发人群。即使眼压不高，也有可能处在青光眼的初期阶段。在2002年岐阜县多治见市展开的一项调查显示，40岁以上的居民中有5.78%的人检查出了青光眼，但是眼压并不高，在"正常眼压型青光眼"人群中的比例为3.60%，出现频率很高。如果有疑似症状，请多向医生咨询。

重度患者可以用手术治疗。现在有一些很好的药物，用滴眼液就可以改善症状。

此外，有些药物青光眼患者是不能服用的。检查时，请将实际情况告诉医生。

走夜路看不清
周围环境

病了

有白内障的嫌疑

　　白内障是指眼球的"镜头"——晶状体——变浑浊的状态。不能长时间待在黑暗的地方，难以辨别明暗，是白内障常见的症状。从黑暗的隧道突然出来，到了宽广明亮的地方，耀眼的光导致一瞬间看不见东西，如果你有这种经历，那么有可能得了白内障。有不少人发现白内障的契机并不是突然看不清了，而是感觉到光线很耀眼，或者左眼和右眼的视力变得不同。

　　如果只是单纯的看不清，很可能只是眼镜度数不合适了，跟明暗没有关系。这种情况是眼睛晶状体本身的问题。看得清晰或者不清晰，跟人的眼睛天生带有的特性也有很大的关系，同时也得益于眼球和瞳孔的大小以及睫状肌的收缩和舒张。睫状肌的缩放会改变晶状体的厚度，可以调节远近的焦距，而且，随年龄增长带来的变化也是因人而异的。

和青光眼一样，白内障不是忍耐一段时间就能自然痊愈的。最终的治疗方法是进行外科手术，但是如果发展速度太快，就有可能无法得到充分的治疗效果。最好尽早就医，确诊后要和主治医生尽快商定治疗日程。

比起以前眼睑下垂了

病了

请立刻就医

有很少一部分人是生下来上眼睑就下垂的，这种情况叫作先天性眼睑下垂，通常可通过手术治愈。如果以前没有下垂，随着年龄的增长下垂了，恐怕就是老年性眼睑下垂了。

上眼睑下垂后会遮挡瞳孔，难以看清楚东西，导致经常抬着下巴看，或者为了抬起上眼睑而无意识地往上抬眉毛，即使勉强看清楚了，也会很容易感到疲劳。

眼睑下垂可以通过手术治疗，如果不是先天性的，很可能不止一个地方有问题，而是全身的肌肉和神经出现的问题带来了影响。例如重度肌无力的初期症状只表现在眼睑上的情况也是有的。

如果左右两眼眼睑下垂的程度有所差异的话，还有面部神经麻痹（俗称"面瘫"）的可能性。面部神经麻痹的症状有眼睛闭不上、脸部皱纹左右不一致、撅嘴时左右有差异等。这种情况下，闭不上的那只眼睛一侧、脸或者嘴皱不出皱纹的那一侧有麻痹的可能性。面部神经麻痹背后可能隐藏着多种重大疾病，比如细菌感染、格林巴利综合征或脑干梗塞等疾病，无论是哪一类疾病，一定要立即找专业医生诊断。

感觉光线很耀眼，无法忍受

病 了

有白内障的嫌疑

　　在走夜路的那一章我曾提到过白内障的问题。经常感到光线耀眼也有可能是白内障。虽说是白内障，但并不是说我们通过肉眼看镜子就能发现眼睛上有白色的浑浊，而是要用眼科专用的机器检查才能确诊。

　　白内障的初期症状很不均衡，不一定是左眼和右眼同时发生，而是某一天一只眼睛突然开始模糊、看不清楚东西。如果是一只眼睛模糊不清，另一只眼睛能看清楚，这个阶段还不会对生活产生影响。这一症状在明亮的室外更加明显，会感觉很耀眼；在光线柔和的室内相对好一些。同一天当中视力也会发生变化。

　　如上所述，即使出现了症状还是可以生活的，因此接受诊断后也不一定要立刻做手术，可以和主治医生商量决定手术时间。

　　具体而言，手术方法是割开一个小孔，然后用超声

54

波破坏并摘除浑浊的晶状体，再将人工晶状体植入眼内替代原来的晶状体。这样使外界物体聚焦成像在视网膜上，就能够恢复清晰的视野了。

晶状体技术的进步日新月异，为了通过很小的切开孔，晶状体可以以折叠状态插入，另外，还具有防晒功能的晶状体，甚至还有远近两用的多焦点晶状体。

如果患者出现视力急剧下降，或者视野缺损，可能的原因就是动脉硬化造成了眼部视网膜静脉闭塞症（Retinal Vein Occlusion，RVO）。这种疾病是由于视网膜内不断硬化的动脉压迫到了静脉，导致静脉内产生了血栓造成的。

围绕视网膜循环的血液会聚集到中心静脉里，如果这里产生了血栓，症状就会急速发展。某一天眼睛开始模糊，视野发生偏曲，这时才能发现异常。

视网膜的血液循环变差后，为了缓和缺氧和营养不足的状况，眼睛会做出反应，会努力产生新的血管。但是令人困惑的是，促进这一过程的蛋白质（血管内皮增殖因子）具有让血管容易渗出水分的性质，这样导致血液循环变差的血管将血浆等物质渗到视网膜上，形成浮肿。有些人能够自愈，但如果长期置之不理，会引起视网膜的神经细胞大量死亡，最终可能导致失明。由于50岁以上的人容易得这种病，因此也被称为"眼睛的心肌梗塞"。

主流的治疗方法为眼球注射和服用类固醇药物。

同样会导致视力下降的还有糖尿病性视网膜症（Diabetic Retinopathy，DR）。糖尿病会损害末梢的毛细血管，导致浮肿和眼底出血，但是初期并没有自觉症状，发展到某一阶段后才急速恶化。

糖尿病性视网膜病变是导致日本人失明的第二大可怕的疾病，如果患了糖尿病必须尽快开始治疗。因此，不要妄自判断，发现视觉异常后一定要尽快去就诊，查明原因。

病 了

请到眼科就诊

　　这种情况要及时就医。最先能想到的是结膜炎和麦粒肿（俗称"针眼"），这些是杂菌（皮肤上存在的常在细菌）感染导致的急性炎症。市场上销售的含有抗菌剂的滴眼液也是有效的，不过还是建议去眼科医院认真检查。因为经常得麦粒肿的人通常潜藏着罹患糖尿病的危险。

　　还有老年人容易得的鼻泪管鼻塞。这是鼻泪管内的上皮细胞受细菌感染造成堵塞而导致的疾病。有慢性副鼻窦炎的人容易得这种病，曾经有过这种经历的人在就诊时要向医生说明情况。

　　接受眼科治疗或服用抗生素可以减轻症状。

在飞 视野中有东西

病 了

请做眼底检查

看明亮物体的时候，感觉有小虫子在眼前飞，或者像线头一样的东西在视线中飘浮，那么可能是得了飞蚊症。

眼睛内部是由啫喱状的玻璃体构成的。玻璃体中如果有褶皱，该部位就会变浑浊，褶皱产生的混浊物的阴影会投射到视网膜，从而使人感觉眼前有黑影在飘动，这一状态就是飞蚊症。这种情况不是疾病，即使放任不管也不会明显恶化，不会发展为别的危险的疾病。很遗憾，这种症状目前还没有治疗方法，只能尽量不去在意并慢慢习惯。

但是，视网膜脱离或视网膜裂孔等如果放任不管则会造成失明，也会引起飞蚊症，所以还是尽早去眼科检查为宜。

如果看到的东西闪着星星点点的光（光点），偶尔也可能是脑血管疾病的初期症状。因此，为了确诊到底是不是飞蚊症的症状，还是去确诊一下比较放心。此外，还有可能是偏头痛的症状。一旦发现眼前有闪光感，就要多加注意了。以前就有的飞蚊症突然恶化了，也有必要及时到医院就诊。

一直患有糖尿病的人，飞蚊症和糖尿病性视网膜症也会一同出现。这种情况要连同原来的糖尿病一起进行治疗。

老了

看不清电视节目中人物的表情

请到眼科检查

　　模模糊糊看不清楚电视节目中的人物的话，最好到眼科进行检查。众所周知，40岁以后许多人就会出现远视（即老花眼），视力下降越来越多。这是一种不得已的老年性变化。没有有效的治疗办法，只能佩戴眼镜或隐形眼镜来调节。

　　平常生活中已经在佩戴多焦点镜片眼镜的人，要检查现在的视力和买眼镜时相比有没有发生变化。长期佩戴度数不合适的眼镜有可能引起头痛、头晕等不适，也会造成眼睛屈光度增加等。

　　如果不喜欢用框架或隐形眼镜来矫正视力，还有一种医保范围外的治疗方式，就是通过手术植入眼内镜片。现在市场上已经开发出了多焦点眼内镜片，有些专业眼科医院已经为申请手术的患者做过这种手术了。美国盛行将这种手术用于士兵的视力矫正。

　　但是，视野浑浊，左右眼视力差别大，室外尤其是逆光时光线散射导致眼睛感到耀眼，很有可能是白内障的初期症状。

白内障是相当于眼睛镜片的晶状体由于某种原因发生混浊，导致视力下降或视物模糊的一种现象。

白内障是中老年人的常见疾病，也是最常见的致盲和视力残疾的原因。根据统计调查，白内障患病率50岁人群中为37%～54%，60岁人群中为66%～83%，70岁人群中为84%～97%，80岁人群为100%，可见这种疾病和年龄是紧密相关的。平均寿命变长了，这种疾病的发生率也随之升高。

如果放任不管，视力会大幅降低，甚至最后会导致失明。但是也有可能不是双眼同时发生，而是一只眼睛发生，另一只眼睛不受影响，因此没有初期自觉症状，生活中也没有什么不便。反过来说，即使发现了症状，也不要急于（手术）治疗，而是应该和医生商量，选择一个合适的时期，进行有计划的治疗是很重要的。

手术已经成为当前治疗白内障的主流方式。近年来，手术器械和眼内镜片技术发展迅速，做手术的医生的技术也在不断进步，因此手术的安全性是非常高的。单焦点镜片还可以使用医疗保险，患者能够用较低的价格接受手术。

不过，即使自觉症状和白内障相当吻合，也不要轻易妄下结论。也有可能是其他疾病（例如糖尿病）带来的视力退化（糖尿病性视网膜症）。

建议40岁以上的人最好每年到常去的眼科医院接受检查。这么做也有助于预防以糖尿病为首的各种生活习惯病。

第3章

肌肉、骨骼、关节的功能失调

——膝盖痛、腰痛

站着穿不了袜子

老 了
让我们运动吧！

　　近年来，这种"站着穿不了袜子"的体征，经常被媒体列举为运动器官症候群的判定指征之一。事实上它并不是一种疾病，而是指随着年龄的增长，四肢、躯干等运动器官的不断衰退而导致运动机能越来越低下的一种不健康的状态。

　　如果任其发展下去，会造成全身的肌力衰退，甚至连走路都变得心有余而力不足的状态。股四头肌（即大腿前的大肌肉）的衰退，会直接导致抬脚困难，进而形成走路呈弯腰、拖沓样步态。这就是运动器官症候群的典型病例表现。

　　这种生理功能改变的背后，经常伴有的是骨质疏松症、变形性关节病和骨骼肌减少症等疾患。

　　如果你的身体没有其他不适，那就通过体操来恢复运动功能吧！具体的运动方法在网上即可看到，动作简单易懂，虽然是屈膝运动和单脚站立这样的基础动作，但能否坚持得下来，得到的运动效果也是截然不同的。站着穿不了袜子的人，即使是一边看电视，一边也可以轻松愉快地进行锻炼。

在做体操时，请注意动作要舒缓一些，千万不要摔倒。还有对于由于超重而脚腕、膝关节疼痛的人群，可以做一些坐在椅子上就可以锻炼的广播体操。比如两脚慢慢向上抬再放下，这样的运动也能起到很好的健身效果。首先两脚尖向着膝盖的方向背伸，然后同时向左或向右接触地面，左右各十次，脚尖在向上抬和向下放的时候，动作要缓慢。这个动作可以使股四头肌得到锻炼。如果身体素质过硬，在做上述动作的时候，可尝试将两脚并拢，这样在锻炼股四头肌的基础上，对腹直肌也可以起到刺激作用。

疲劳明显变得易

老了

重新调整饮食结构，养成良好的运动习惯

　　一般心肺功能低下的人常常容易感到疲劳。不仅如此，由于骨骼肌减少症①而导致骨骼肌量大幅度减少和运动机能减退，从而变得特别容易疲劳的也大有人在。

　　不过仅仅有这样易疲劳的表现，还不能视之为病态的表现，但是如果任其发展，会增加由此引发的骨折风险，或者其他原因导致的卧床不起的风险。就现阶段易疲劳的表现而言，肌容量和肌肉力量就已经开始减少了。一旦卧床不起，会急剧加快肌容量的减少速度，这样身体会变得更加虚弱。由四肢传递给大脑的信号就会因而骤减。生活中由于四肢运动而产生生物电，生物电刺激会转变为信号然后传递到大脑，一旦信号传递被截断，患有老年痴呆症的危机就会悄悄地向我们袭来……

---

　　① 骨骼肌减少症是一种渐进性、全身性的骨骼肌量减少及强度减弱，并伴有体力失能、生活质量下降和死亡等不良预后风险的综合征。——译者注

为了避免以上的风险，从现在开始就着手重新合理调整饮食结构，养成良好的运动习惯吧！

那么，怎么判断自己是不是患有骨骼肌减少症呢？肌少症又有哪些具体表现呢？实际上，判断标准很简单，体现躯体功能的两项指标即步速和握力。在日本，如果常规步速小于0.8米/秒，则需警惕骨骼肌减少症。作为参考，在平时出行的红绿灯十字路口，无论走哪条路，对面人行道绿灯一亮就开始往前走，在绿灯期间刚好走完的话，此时的步速为1米/秒。同样，在测试握力时，若男性握力重量小于30公斤，女性握力重量小于20公斤，则需警惕可能患上了骨骼肌减少症。如果当地有体力测定机构，那么请你一定要参加，测定自己的体力。

把掉在地板上的东西捡起来很困难

老 了

请定期进行骨密度检查

老年人群中有不少人很害怕弯腰甚至讨厌弯腰这一动作。原本患有骨质疏松症的老年人，如果脊椎受到压迫容易造成压迫性骨折。一般弯腰时重心一定会前移，因此不少老年人就会变得不太敢做弯腰这样的前屈动作。一旦身体重心失去了平衡，就会有要跌倒的感觉。

出乎意料的是，压迫性骨折的患者很少将这一现象当作一种主诉症状。身高降低、驼背和骨折是骨质疏松症和压迫性骨折的特征性表现。尽管如此，很多人甚至都没有意识到这一点。

事实上，60%以上的压迫性骨折人群都没有自觉症状。身高和脊椎形状的悄然改变，经常让人无法察觉到疼痛。即使身体没有疼痛的感觉，如果有身高降低2厘米以上或出现脊背变形的情况，也最好及时去医院就诊。骨质疏松症呈进行性发展，如果自己不注意的话，不久的将来发生骨折的风险很大。有研究指出，患有压迫性骨折的人群发生严重骨折的概率比未发生过压缩性骨折的人要大3～4倍。骨质疏松症不仅会危害脊椎，而且容易导致骨头"变脆"，对全身的骨头都有影响。骨质疏松症是通过服药可以改善的可控性疾病，因此最好在骨密度大量降低、发生骨折前就去医院骨科就诊并且做相应的检查。必要时，确诊病因后可以用一些对症治疗的药物。

对于进入更年期的女性，即使当下身体没有感到不适，我们也建议找熟悉你平时身体状况的妇科医师，定期进行健康监测与管理。对于更年期女性而言，通过小剂量补充雌激素的疗法，可以缓解因卵巢功能衰退导致的雌激素不足的问题。这样不仅可以防止钙和骨质的流失，大大降低罹患骨质疏松症的风险，而且，还可能减轻更年期综合征合并引起的各种神经官能症的症状。不要等到骨质钙流失后再补充钙和骨质，而是应该尽量减少钙和骨质的流失。

够取架子上的东西变得很困难

老 了
关节活动范围减小

　　和其他关节一样，肘关节和肩关节的活动范围随年龄的增大而逐渐减小。虽然这并不是疾病，但也引起了身体的变化。我们庆幸它不是疾病，于是很容易坦然地接受这样的变化，但是如果任其发展，运动机能水平会逐渐下降。越是不经常活动，肌肉会慢慢变得僵硬，身体就会渐渐变得动弹不了。刚开始活动时会有点痛，如果在不疼的范围内持续增大活动范围，不久后也许会扩大肌肉活动的范围。

　　但是，如果突然出现肩膀疼痛、够不了高处的物品这样的症状，那么有可能是肩周炎，也就是平时所说的"四十肩""五十肩"。这两种是相同的疾病，只是由于发病年龄的不同而称呼不同。如果您有以上的疑似症状，那么请及时到医院骨科就诊。

　　为了保持肩关节的稳定，肩部的周围由四块肌肉相连接，肩关节一旦发炎，就会在这四块肌肉的肌腱头附近沉积大量的钙。随着钙化的进展，会伴随出现越来越剧烈的疼痛，甚至肩膀无法活动的症状，如果就诊及时并且服用对症的药物，那么症状会获得有效的缓解。为了防止以上症状的出现，可以多做健身运动，运动时要控制运动量，掌握好运动时间和运动强度，最好不要超负荷锻炼。独自一人进行肩关节康复训练或者扩大肩关节活动范围的训练是比较困难的。如果想要通过训练而恢复运动功能，建议最好在专业的康复治疗师指导下进行恢复训练。在某种程度上理解和掌握训练方法后，接下来自己就能够继续训练了。

自己起身变得很困难

病了

请去骨科咨询

　　脊椎出现问题导致起身困难的话，很有可能是压迫性骨折引起的。在压迫性骨折的时候，尤其挤压的部位刚好在后背的正中间附近的话，虽然做与压迫姿势同样程度的动作没问题，但是在做起身等改变姿势的动作时会感到疼痛。具体位置在后背和腰相连接部位的周围，即第一胸椎以下到第一腰椎以上的范围内，起身的时候，主要靠这个部位发力。如上所述，60%以上的压迫性骨折的患者平时没有疼痛的感觉，因此，有很多老年人没有注意到自己已经骨折了。压迫性骨折如果不予以适当的治疗措施或干预，一般不会自行恢复。挤压部位在1～2个月以后会形成固定形态。刚刚受到挤压后，多少能做一些改变姿势的动作，随后就会非常疼痛。被挤压的骨头是否能动，要看裂缝是否进入椎体形成假性关节（骨折后遗症）状态。这样的状态如果持续时间较长，就需要通过手术来做固定连接。

即使有压迫性骨折，也会随着某个姿势或者方向的改变而无法察觉疼痛。晚上在床上平卧的时候，脊椎不承受重力，变形为新的平衡姿势，如果突然起身的话，承重的位置改变，不能很顺利地进行，就会变得很痛苦。然而我们没有注意到原因在于骨折，仅仅以为只是单纯的腰痛。

如果您有以上的症状，建议尽早去医院骨科就诊。如果骨折部位两个多月还没有固定好，出现持续剧烈疼痛的话，可以通过手术的方式固定。总之，如果感到疼痛就一定要去骨科及时就诊。专业的医生会查明病因，告诉你为什么疼痛，以及如何活动比较好。

相对于身体其他部位的骨折而言，脊椎的骨折尤为严重。如果脊椎骨折影响到消化系统和呼吸系统的功能，应当考虑通过手术治疗。无可非议，这样的先兆症状，预示着骨质疏松症正在进行中，因为如果不引起骨折的话，骨质疏松症本身没有任何症状或不适感。因此，在某种程度上预防和治疗骨密度降低是很有必要的。中老年人群，无论男女，建议最好养成定期检测骨密度的习惯。如果首次骨密度检测值正常，那么下次可在五年后检查；如果骨密度值偏低，建议第二年就要去复查。一旦被诊断为骨质疏松症，就要开始积极治疗，以避免骨折、卧床不起的风险。

不能走直线

病 了

如果突发这种情况，请及时就医

　　当我们的身体出现这样的现象，不能仅仅认为是运动机能低下造成的，更应当注意是否是中枢神经系统出现了问题。比如，罹患过脑梗塞病遗留后遗症的患者或者患有帕金森氏病的患者都会出现运动障碍。不可否认的是，身体突然出现这样的变化，有可能是严重疾病的前兆指征。虽说是严重的疾病，但也不是没有恢复的可能性。比如帕金森氏病，就可以仅仅通过药物得到控制。不过走直线这个动作，很久以前学生时代的时候会被要求做这个动作，在现在的日常生活中恐怕是很少再被要求或者主动去做。

病 了

如果你是高血脂症的患者，请咨询医生

如果你有以上的症状，并且不伴有如韧带损伤这样的外伤史，那么我们考虑主要原因为肌容量的减少。肌容量的减少，有可能是前面多次提到的骨骼肌减少症，也有可能是蛋白质摄入量和运动量不足，或者其中的某一项不足而导致的。

这种状态既不能称为疾病，去医院诊查也得不到改善。但在服用改善高胆固醇血症药物（他汀类药物）的高血脂症患者中，有极个别患者会出现药物副作用从而引起横纹肌溶解症、肌肉痛的症状。一旦出现了这样的症状，就需要特别注意了，肌肉被破坏后产生的大量废弃物排泄到血液中，给肾脏造成了很大负担，严重情况下，还有可能并发急性肾功能衰竭。

因此，在开始服用治疗高血脂症药物的两周到一个月的时间之内，必须特别关注是否有这样的症状出现。

早发现、早预防、早治疗尤为关键！

上了年纪的人在运动后，相对于年轻时而言，肌肉疼痛这一现象来得较晚，但这并不意味着身体本身出现了病变。但是，如果害怕疼痛而避免运动，就会变得越来越动不了。如果能够进行防止肌容量减少的肌肉锻炼和预防肥胖的有氧运动的话，则可以增进食欲，恢复营养状态，进入良性循环。

无论你从什么年龄开始运动或者重新开始运动，都会得到运动的回报。坚持运动，充满活力的身体一定会回来！

病 了

请尝试做"壁、后头部试验"

　　导致驼背的原因，除了单纯性姿势不良之外，还有不经意间的脊椎压迫性骨折。如果最近有点驼背，为了确定是否由于姿势不良引起，那么建议做"壁、后头部试验"。具体做法为：后背靠在垂直的墙面上，尽可能将头、后背、臀部向墙面靠近。脊椎压迫性骨折的患者其余两个部位贴近墙面时，头部无法贴近；而使头部努力靠近墙面时，臀部则会离开墙面。因为脊椎已经形成了一个歪曲的定势。

　　还需要确认的是，是否伴有身高比年轻时候降低了2厘米以上的现象。在测量身高的时候，尽量使身体保持笔直站立，如果身高明显降低，那么有可能是脊椎压迫性骨折引起的。但是，由于驼背程度不同，导致身高降低的数值也就不同，为了更准确地判断，还可以做"肋骨骨盆试验"。具体操作方法为：将两根手指并拢放在可触及的肋骨的下端和骨盆上端之间，且手指并拢触不到上下骨头，则为正常；如果手指能够触及骨头，则考虑有可能是脊椎压迫性骨折。如果没有压迫性骨折，三根手指也可以放得下。

排除压迫性骨折，但背肌力低下的人，会觉得驼背站立相对轻松，只有在做"壁、后头部试验"时，才可以笔直地站立。但是如果驼背时间久了，任其发展，腰背肌慢慢地会变得越来越弱，因此，在走路的时候一定要留意保持姿势正确！

病 了

体重超标者请减重

我们经常会听到患有膝关节疼痛的患者诉说，在从椅子上站起来或者下台阶的时候，疼痛尤为明显。变形性关节炎，是一种常见于中老年人群中的因持续多年体重超标、膝关节难以耐受超负荷而导致的膝关节疾病。这种病尤其对于绝经后的女性罹患率十分高，一般认为其原因之一是激素水平紊乱。

绝经期后的女性中，还经常出现骨质疏松症。骨质疏松症是一种骨骼钙从骨质中流失溶解的现象。在女性的绝经期前后10年的时间里，不断流失的骨密度和骨质量占总量的20%，骨微结构会被破坏，从而造成骨的强度下降。

在走路、运动，尤其慢跑的时间长了以后，一旦感到疲劳，就会出现足内翻的现象（Overpronation，足内翻过度），从而引发膝关节疼痛。这样的现象经常见于爱好运动的男性，当然也不排除其体重超标的可能性。最近，也有患者因为体重增加了2～3公斤，走路时膝盖需要承受更多压力，当体重恢复到增重前的水平时膝盖痛会减轻甚至消失。这样的人群，可以采用通过控制饮食、减轻体重的方法进行治疗。

即使膝盖疼痛，也可以做一些适量的运动。比如，坐在椅子上运动的话首选广播体操，可以锻炼身体深层的肌肉。想要锻炼股四头肌（大腿前的肌肉）的话，也可以坐在椅子上做简单的体操。具体操作方法为，首先端坐在椅子上，两脚尖呈背伸状态接触到视线内的地面上；然后小腿缓慢抬起至水平位并保持静止3秒钟再缓慢放下。做这个动作的关键在于大腿不能离开坐椅，可以从每回左右各十次的强度开始锻炼。这个动作可以很好地锻炼股四头肌。如果条件允许，可以经常游泳的话，在水中行走也是一种很好的锻炼方式。如果自己在平时的生活中经常这样锻炼并且十分注意保养，但是症状还是没有好转的话，建议及时就诊。因为也有可能是半月板损伤等旧伤复发导致的膝盖痛。

病 了

建议最好去医院诊查一次

引起腰疼的原因有很多，也很复杂。首先，有可能是腰椎变形、椎骨之间的弹性缓冲下降导致变形性脊椎病；也有可能是腰椎滑脱症和腰椎间盘突出症。还有，如果是脊椎压迫性骨折的话，整体脊椎呈歪曲状态，直接导致棘间韧带损伤或者引起被称为腰椎横突综合征的症状，即自上而下附着于各椎骨棘突上的索状纤维组织损伤，从而引发腰痛。

虽然感到腰痛，但在X线片和MRI检查图像上未见明显异常的患者也有很多。多数情况下是由于肌肉的血液循环障碍所致。中老年人随着年龄的增长，骨骼、肌肉的状态日益下降，随之而来的就是血液的循环障碍。尤其是办公室工作者，受工作环境的影响更加明显。

交通日渐发达与成熟，使得人们在户外步行的时间越来越少，尤其在市中心，到处可见与工作地方两点一线的交通便利的公寓。而在乡村，人们日常生活中则是对汽车越来越依赖。不知不觉中，大家身体得到锻炼的机会越来越少。

在职场上，职员们整天盯着电脑屏幕、保持着同样的姿势；在上下班路上，也是一直盯着手机不断刷着新消息。这样的生活，虽然自己乐在其中，但在无形中形成了不良的坐姿与站姿。如此会造成肌肉血运不畅，进而加重关节和骨之间的韧带的负担，这是造成腰痛与肩部凝痛（肩凝症）的原因。

另外，平时有没有盘腿久坐的习惯？如果生活中有不良习惯，可能会引起骨盆中的关节（髂骨和骶骨之间的骶髂关节）错位，这个也要当心，避免出现腰痛和肩凝症。如果不改善自己的生活习惯，即使去骨科就诊，开的口服药和湿敷药也只能起到暂时缓解的作用，关键是应该及时调整自己的生活习惯。

还有，前列腺癌和大肠癌发展至骨转移的话，也会引起腰痛，如果疼痛呈持续性且不能缓解，请及时去医院就诊。

病 了

请及时就诊并找出明确病因

当你感到髋骨关节疼痛并且刚好体重增加了的话，首先应当减重。尤其是对于原本髋臼窝（承接股骨头的髋关节凹陷）比较浅的女性而言，由于难以支撑增加的体重，进而也加重了髋骨关节负担，最终产生疼痛反应。对于不是先天性髋关节脱位，但有这种倾向的人群而言，随着年龄和体重的增加，髋骨关节的负担会越来越重……有的患者即使减重了，但是仍感觉疼痛并且检查结果显示为关节明显磨损，这时也可以考虑置换人工髋骨关节手术。

如果突然发生剧烈疼痛时，请及时到骨科急诊就诊。在专业性强的骨、关节科门诊中，医生会根据当时的状态选择不同的X线片拍摄方法，如果偶尔遇到有骨折的患者，拍摄X线片时不能活动。

股骨干根部骨折一般有潜在的骨质疏松症。生活中导致股骨干骨折的情况有很多，比如走路不稳摔倒或是睡觉时不小心从床上滚落。很多情况下，刚刚从床上滚落之后并没有发现身体不能动等异常情况，于是不以为然又回到床上睡觉，但是早晨醒来之后就出现了起不来床、髋骨关节疼痛等情况，这时就有可能发生了股骨干骨折。

对于一些想要找陪护的人群来说，也要知道有可能发生"卧床性骨折"。因为长期卧床不起，关节得不到锻炼而变得僵硬、拘挛，在给老人换尿布时一不小心就能导致骨折的事情也时常发生。

除此之外，髋骨关节疼痛也要考虑可能是股骨头坏死的情况。导致股骨头坏死的原因尚未明确，目前被公认的原因之一是，随着年龄的增加造成局部血液循环障碍，从而导致股骨头坏死。比如超高龄者发生髋骨关节疼痛的话，股骨头坏死的可能性就很大，但也不能排除其他疾病，比如乳腺癌、肺癌进展之后的骨转移也会导致髋骨关节疼痛。

病 了

请及时到骨科就诊

　　在医学上称为手指屈肌腱鞘炎或狭窄性腱鞘炎，俗称"扳机指"，是手部软组织损伤的常见病症之一，多发于更年期以后的女性人群。日常生活中因经常使用拇指和中指，因此这两个手指经常发生劳损，也可偶见于其他手指，当你有类似于"板机指"这样的症状时，最好及时去骨科就诊。因为手指的屈伸运动是由手指屈肌腱控制，在肌腱的外侧包绕着韧带性腱鞘，可以润滑和保护肌腱，当肌腱过度摩擦发生肌腱和腱鞘的损伤性炎症时，就会出现活动不便、疼痛等症状。

　　在处理这种情况时，对于轻症患者，采用在患处注射类固醇激素剂的治疗方法；重症患者则会通过局部麻醉进行手术治疗。要注意术后1～2周之内患处不能沾水。

　　手容易发麻也要及时就诊，可以及时明确手发麻所反映的病变部位。例如，变形性颈椎病也可以引起手发麻的症状。随着年龄的增长，颈椎在不断地歪曲变形，从而导致颈部神经根管狭窄，即椎管狭窄症。由于椎管狭窄造成椎间盘对颈部脊髓、运动神经造成卡压，引起相应的神经功能障碍。严重情况下，不仅导致手指发麻，还会出现手不能动的情况。

如果手指间的肌肉（手肌）萎缩出现凹陷的话，也要引起重视。健康者的手部肌肉是丰隆而柔韧的，但支配手部肌肉的运动神经一旦受损，局部肌肉就会变得凹陷。往往出现手麻，会让人感觉是神经出现了问题，一旦病变范围扩大到运动神经的话，就会出现手部肌肉塌陷或凹陷的现象。

握固无力或困难的人群，也有可能是运动神经受损。如果担心自己运动神经受损的话，可以在家人的协助下，进行以下简单的检查：受检者用拇指和食指的指尖捏起一张纸，帮助检查的人拉拽这张纸，受检者则用拇指、食指用力去抵抗防止纸被拽出。如果纸轻易被拽出，那么就要考虑上肢神经是否出现问题了。因为上肢的神经丛全部穿过颈椎、脊髓。

日常生活中经常手发麻的话，也有可能是不经意间枕着手臂入睡导致的麻木。令人意外的是，不少人出现手发麻的现象主要是因为睡姿不当造成的，因为在屈肘的过程中，局部神经始终处于弯曲、受压迫的状态而导致手发麻。由于睡姿不良压迫血管神经引起的一次性的麻木，起身以后麻木消失的话，问题不大；但是如果手指末端一直感到麻木没有减轻的话，就要考虑有腕管综合征的可能。手腕的内部有腕管分布，在狭窄的腕管内有正中神经和9条屈肌腱通过。内分泌激素紊乱的更年期女性，手腕使用过度的话，会得腱鞘炎或者不明原因导致的屈肌腱轻度囊肿，造成腕管内压力增高、腕管狭窄，导致正中神经受卡压而出现麻木、疼痛的现象。当您遇到这种情况时，建议及时就诊和治疗。

伤口或疾病迟迟未愈

病 了

建议做健康诊查

　　众所周知，伤口迟迟未愈或疾病久治不愈并不是一种疾病状态，而是由于糖尿病没有得到完全的控制，从而容易获得的一种并发症。当我们处于疾病的早期或后遗症期，可以说是一种不健康的状态。如果不做定期的健康检查，我们也经常无法察觉到自己身体内部的变化，例如糖尿病初期确实完全没有自觉症状。而且，如果在定期体检的两次之间，间隔的两年内发病，这种情况也容易被我们忽略，类似于这样的事情，我们应该提高警惕。无论如何，尽早地做定期健康检查是很有必要的。

病 了

建议及时就诊、鉴别诊断

　　女性常见的赫伯登结节（Heberden's nodes，HN）和布夏尔结节（Bouchard's nodes，BN）是一种随着年龄增长而出现的变形性骨关节病变。通常在手指远端第一指尖关节背侧出现骨性增生的结节，称为赫伯登结节；位于近位第二指间关节者，称为布夏尔结节。这种病发病期间手指关节肿势明显，关节运动时疼痛，但是可以排除风湿病，主要病变是指间关节周围骨质肥大增生和周围结缔组织的病变。此病的诱发因素主要有遗传因素和指关节的过劳。患病人群男性极少，母亲遗传给女儿的病例很多。或许，不仅是体质遗传，母亲的行为习惯也可能潜移默化地影响到女儿的行为习惯。

　　虽不是恶性疾病，但是如果有能让我们的生活变得更加轻松的方法也是很好的。比如在拿东西的时候，避免用手捏起来，而要从物体的下面托起来等，应该尝试去锻炼让自己感到轻松的持物方法。此外，内服或者外用消炎药，症状也能得到改善。但是为了与其他疾病鉴别，建议您一定要去医院就诊。

脖子转不过来

病 了

随着年龄的增长，关节活动范围发生变化

　　脖子出现转不过来的现象，可能是因为随着年龄的增长，关节的活动范围受限所致。如果仅仅是脖子转不过来，那么我们认为它不是一种疾病，不应该纳入治疗的范畴；如果同时伴有上文提到的"手发麻"的症状，就不能排除变形性颈椎病的可能性了。比如脊柱的固定连接结构（骨和软骨的连接部分）发生错位，或者椎骨体本身出现位移、歪斜都会导致扭头困难。因此，通过脊柱按摩疗法来矫正脊柱的位置的话，可以大大提高关节活动度。

　　在理想状态下，找具备精湛脊柱按摩疗法技术的骨科医生诊治是最好的，但是这样的骨科医生是极少数的。那么去技术比较可靠的脊柱按摩疗法的诊所，或者使用运动疗法调整，使身体运动功能左右对称的诊所就诊也是一种比较好的选择。

在上文"腰痛"中提到，现代人特有的生活方式无疑也给颈椎带来了很大的负担。例如，长时间对着电脑的人大部分都会轻易地含胸驼背、头前伸。这个时候，就会出现颈椎原本的生理曲度消失、向前下弯曲、生理曲度基本变直的状态。"直颈"（颈椎生理曲度变直）这样的状态虽然不能称为疾病，但是在白天颈椎一直以一种变形的角度去支撑固定重量达三四千克的头颅，无疑会引起颈椎的生理异常。很多人不仅出现脖子运动困难，还会肩膀僵硬、头疼，也有人会伴有头晕、走路蹒跚的现象。严重情况下，会出现手发麻、恶心等症状，这种症状也可见于其他疑似疾病。

如果您有仰脖子变得困难的症状，那么有可能是"直颈"（颈椎生理曲度变直）。在专业医生诊断后，再在理疗师的指导下治疗，症状应该会得到改善。

肩膀肿痛

老 了
不必急于就诊

　　肩膀肿痛是由于局部血液和淋巴的循环障碍，肌肉细胞的新陈代谢不良，导致肌细胞处于缺氧状态，就会造成肩膀酸痛。在这样的情况下，如果平时身体姿势不良，比如头颅没有在颈椎的正上方，而是长时间处于头前倾的状态；或者由于运动不足，身体经常有运动不到的部位，例如我们能够意识到日常生活中很少使用到腰背肌，从而导致腰背肌肌力下降、不自觉地驼背等，都会导致肩膀肿痛。

　　现如今这样的状况，经常见于在城市中生活的人，或者说尤其广泛见于办公室职员更准确些。城市中公共交通的广泛分布，使人们很少步行；职场中都驼背看着电脑一动不动；回到家一直到睡觉前都盯着手机屏幕……对于这样经常驼着背，使腰背肌长期处于拉伸状态，或者习惯于使用一侧身体的人群而言，身体出现这样那样的问题也是理所当然的了。

正因为身体的异常是由于平时坏习惯的积少成多，我们更应该在平时的点滴生活中改正不良习惯，通过锻炼得到一个代谢循环良好的健康的身体。

肩关节原本的活动范围由大变小，肩关节活动范围受限的"四十肩""五十肩"就是医学用语中所说的肩关节周围炎。得了肩周炎后，上肢向后抬举的运动受限，比如在梳头发的时候，梳后面的头发变得十分困难。当肩关节出现疼痛时，虽然可以定义为疾病，但是因为几乎不会引起肩关节本身的变形，所以采用对症治疗即可。对于早期的对症治疗，可能做"熨斗体操"会比较好一些。即患肢单手持握像熨斗一样两三公斤重的东西（最好是有把手的刚好可以装满两升水的塑料瓶），另一只手紧握墙壁或是其他地方的扶手或栏杆，身体配合适度弯腰，将患侧手臂前后或者左右摆动、内旋外旋。注意运动时不要过度，应该在肩膀能够活动的范围内进行自我保健。当肩膀疼痛十分剧烈的时候，建议在做"熨斗体操"的时候不拿任何东西，空手进行即可。

身体的一些地方会无缘无故地痛

病 了

请及时就诊

    经常有患者主诉为无外伤病史但却出现不明原因的固定部位疼痛。在诊查过程中，没有发现固定疼痛的部位出现异常，那么要想解决这个问题，就要考虑到病灶有可能在其他部位。之所以这么考虑，是因为有的疾病病灶和疼痛反射区是分开的，比如，肩背疼痛有可能和心脏的疾患有关系，我们称之为放射痛，即疼痛的部位没有异常，而是疼痛从远离疼痛部位的病灶放射到邻近组织这样的现象。

    比较典型的例子如心肌梗死引起的疼痛向肩背放射。

    我自己诊治过一位主诉是舌体疼痛，实际是心绞痛的发病前兆的患者。一般心脏疾患的前兆会表现在左半身的肩膀和背心的情况多一些，极少情况下出现其他部位的放射痛。

    肺癌患者会出现和胸廓出口综合征相同的症状，

也会出现疼痛。因为原本胸廓上口分布有丰富的臂丛神经、静脉及其他组织，由于肺部癌细胞的生长，神经血管等组织在胸廓上口受到压迫，肩、手臂或手就会出现水肿、麻木的症状。由于是胸廓部出现病变，因此，面部、头部以及手都会出现疼痛的症状。

也有一些肺癌患者的癌细胞没有转移到远端骨骼，而是转移到邻近的肋骨从而引起肋骨疼痛。癌细胞的转移不仅仅出现在远端，而更容易被我们忽略的恰恰是极少发生的病灶周围的转移。

无论哪里出现疼痛，都是身体出现异常后发出的"快去看病！"的诉求信号。

第4章

消化系统、泌尿器系统功能失调

——胃痉挛增多

尿失禁

病 了

多做骨盆底部肌肉运动

随着年龄的增长，不论是男性还是女性都会面临一个共同的烦恼——尿失禁增多。尿意来袭，就算站到卫生间也来不及如厕的人越来越多。经常有人在大笑或者打喷嚏的瞬间，就会发生轻微尿失禁，我们称之为腹压性尿失禁。主要原因是随着年龄的增加，骨盆底部肌肉松弛引起的。这块肌肉除了有封闭尿道的功能外，还能起到防止骨盆内脏器滑落的作用。因此，一旦发生类似失禁问题，就预示着骨盆内脏器开始有下垂迹象。

针对此类问题，骨盆底部肌肉运动是非常有效的，建议加强锻炼。基本动作就是简单的肛门收缩运动。

但是，与男性相比，女性的尿道短而直，并且在形态学上尿道横纹括约肌不如男性那么发达，所以控尿能力明显较弱，因此，通过手术提升尿道也是一种选择。

此外，一旦感觉到强烈的尿意，就无法忍受，此类紧张性尿失禁问题，也是存在的。伴随着年龄的增长，荷尔蒙发生变化，或者受手术影响，膀胱会变得过于敏感，由此引起的失禁现象也在增多。

由于膀胱活动过量从而导致紧张性尿失禁已成为近年来社会广泛关注的话题。有此类烦恼的人数在急剧增多，据调查，日本40岁以上人群中，近1/8饱受尿失禁之苦。也就是说，患者总量竟然达到800万人以上，约半数具有紧张性尿失禁的经历，其中，以病因不详的心因性患者居多。此类患者一听到流水声就会有强烈的尿意，建议这类人群可以进行膀胱训练，锻炼轻微憋尿；建议同时结合骨盆底部肌肉运动进行锻炼。即使有尿意，也不要马上去卫生间，先收缩骨盆底部肌肉，忍耐五分钟左右。慢慢延长忍耐的时间，尽量减少每天去厕所的次数，可以增加本来就颇具伸缩性的膀胱容量。

另外，也有治疗膀胱活动过量的有效药物。不要羞于启齿而将病情隐藏在心里，建议尽早到泌尿科接受检查。

小便后总有残尿感

病 了

请及早去医院接受检查

　　前列腺炎是男性常见病。前列腺肿胀，压迫尿道，尿路狭窄引发排尿障碍，造成尿不畅、尿不出。另外，直肠癌也会引起排尿障碍。排尿时，内括约肌和外括约肌如果无法协调，就没办法顺利进行，临近部位的肿瘤也会导致调整不畅，尿液还有残留，尿道口却已闭合，要充分考虑这种情况。

　　大肠癌有百分之七八十的病灶是侵犯到膀胱临近的直肠上。要充分考虑随着肿瘤增长，会增加对尿路的影响。

　　女性子宫肌瘤变大，也会出现残尿感。膀胱炎是一种女性常见的泌尿系统疾病。经常听到"人有三急，膀胱炎成癖"这样的俗语。多是由于外尿道口处于易感染状态或是外阴容易接触外界感染源等引发的，其中之一是常在菌。温水清洁式马桶虽然有利于卫生管理，但频繁或者过度使用会冲洗掉有自我洁净作用的常在菌，从而破坏常在菌菌群的平衡。

即使对膀胱炎患者的尿液进行检查，也很难弄清是哪种病菌在作怪。健康人群的尿液中存在复杂多样的常在菌。

实际上，尿路存在常在菌，肠道内也是同样的状态，口腔内也如此，凡是和外界接触的部位都类似。

预防膀胱炎除了要注意个人卫生之外，保持一定程度的尿量也是很重要的。即使有害细菌侵入膀胱内部，足够的排尿量也会很容易顺势将其排出体外。

尿柱不冲且力
度大为减弱

病 了
请接受检查

　　随着年龄增长，腹压减弱，可能会导致尿柱不冲，排尿困难。这种排尿障碍背后，也可能存在男性前列腺肥大或前列腺癌的隐患。癌症一般不会发生在尿路部位，因此，并不会引起排尿障碍。

　　也就是说，排尿顺利并不意味着就不存在前列腺异常。不要进行模糊的自我判断，要去医疗机构接受肿瘤标记检查（看看PSA数值）。这是一种测量前列腺上皮细胞分泌的蛋白质和前列腺特殊抗原数量的检查。

　　50岁以上男性，最好一年接受一次检查。触诊的话，是通过手指伸入肛门来诊断是否有肿瘤。

　　前列腺一旦存在肿胀以外的其他问题，还会出现不同的症状。比如，发炎会引起排尿痛。炎症扩散，引起精囊发炎，会感觉疼痛加倍。这时候在深处位置也会有痛感。

接受前列腺检查时，也是检查男性荷尔蒙状态的较好时机。男性荷尔蒙的分泌呈每年减少之趋势，产生的影响也因人而异，尽早接受检查能够让人安心。男性随着年纪增大，分泌的荷尔蒙会日益减少，久而久之，很可能发展为抑郁症。这种情况，就要考虑通过补充男性荷尔蒙的疗法进行充分治疗，需要请专门医生进行前期的精细检查和后期管理。

容易起夜

老 了

如果痛苦，请接受检查

很多人每天晚上要起夜一两次。排尿后，如果能够马上入睡，直到第二天早上才醒来，也无关紧要，但也会常常因此打断睡眠，导致睡眠质量下降。如果每天合计睡眠7～8小时，依然感觉睡不够的话，就有问题了。另外，夜间尿频也多是因为夜间易醒引起的。

尿频很难定义。人在醒着的时候去厕所的次数为5～7次，就寝后零次是正常的。如果晚上要去很多次厕所，就可以称之为尿频了（夜间尿频）。起床时没有尿充足感，仅一次也是夜间尿频。本人一旦苦于此事，无论次数多少，都可以叫作尿频。

为什么会发生这样的变化呢？随着年龄增长，尿道肌肉慢慢转换为伸缩性较差的纤维质。因为末梢神经萎缩，导致膀胱容积变小，调节功能减弱。调节排尿的荷尔蒙反应下降，饮水后的排尿不能一次排完，如前面所述，有残尿感的人随之增加。

要想或多或少减轻这样的不快感，就要持续做之前介绍的骨盆底部肌肉运动。还有，就是在尿意来袭之时，也不要马上去卫生间，反复忍耐到就快忍不住的时候，这样慢慢恢复膀胱容量的训练方法是非常有效的。

尽可能在清醒的时间段去卫生间，中断睡眠会严重降低生活质量，那就不仅仅是尿频的问题了。

寒夜中，从温暖的被窝里爬出来，去冷飕飕的走廊或是卫生间，会对高龄人群的循环器官造成很大负担。仅仅是赤足接触地板，也可能引起血压急速升高。为了防止身体不适，需要用心对待和改善尿频。

感觉大便异常

病 了

请接受检查

胆结石一旦堵塞胆汁管（也叫作"绞窄"），就会出现排便变白。或者因罹患癌症，胆汁无法排除，也可能引起类似现象发生，这叫作胆道流通障碍。

另一方面，消化管流通障碍一般在癌症病情急剧恶化前不会出现。一旦患有大肠癌，别说大便，气体也会积滞，引起腹部肿胀。

大肠癌只出血或便血一次，之后就会隐匿行踪，一旦犹豫而耽误了治疗就会变得异常严重。

很多人把大肠癌的便血误认为是痔疮，以致延误了大肠癌的最佳治疗时机。因此，即便只出现一次便血也要尽早进行检查。

大便中混有血丝，血液颜色是鲜红色的话，就证明血液没有受到胃酸的影响。异常来源于胃的下部和肠道中，要考虑发生在近出口部位。

大肠憩室症也会引起明显的出血现象。从大肠壁脆弱处出血，动脉血喷出。有些患者会反复出现这样的症状，没有什么明显的疼痛感，却会出现大出血。

大肠憩室内肠内的细菌引发炎症，导致大肠憩室炎。一般会非常疼痛。大肠憩室炎通常和阑尾炎很难区别，觉得是憩室炎却往往是阑尾炎，最后导致发展为腹膜炎而危及生命。

胰脏的外分泌机能恶化，分解脂肪的酵素、脂酶无法被分解，会排出偏白色的黏稠状脂肪便。决定大便颜色的主要为胆汁分泌的胆红素。胆汁一旦酸化就会成褐色。大便一旦出现改变，通常可能是消化系统出现问题的预警信号。

饭量减少、容
易便秘

老了

随着年龄增长，食量也在减少

随着年龄增长，消化系统出现问题，因此食量增加是基本不会发生的。年龄增长，胃不可能随之变大。

经常听到年龄增长，食量减少这样的说法。这是受基础代谢量和维持日常活动能量的收支平衡的影响。一旦这部分需求量减少，食量也随之减少，这是自然而然的变化。

食物的绝对量减少，就会引起食物膳食纤维摄取不足，引起便秘。高龄人群水摄入不足的现象也很普遍。同时，运动量不足的人数也在增加，这些都是导致便秘的原因。

随着年龄增加，肠道萎缩，蠕动不足；肌肉力量下降、长时间卧床，都会引发迟缓性便秘。

有些人，大便好不容易到达直肠，却无法引起排便反应。这些人多是因为一些原因反复憋便，或者乱用排泄药品，而使直肠黏膜感应性减弱，导致粪便堆积直肠内，从而引起便秘症。

这并非小事，很可能会诱发大肠癌、肠道内外狭窄或闭塞。也有人群因糖尿病、甲状腺功能低下症和神经疾病的影响，从而引起大便不畅。不要觉得只是便秘，如果觉得持续不畅，就需要尽早接受检查。

如果不是严重的疾病，也就安心了。随着身体的老化，要特别注意肠内菌群的恶化。鼓励尽量多地摄入发酵食品，养成健康规律的生活习惯，以及积极参加适量的体育运动。任何时候开始运动都不晚。

容易腹泻

病 了

禁酒、节制饮酒、就诊

随着年龄的增加，肠道菌群的平衡发生改变，从而引起腹泻，这样的情况较多，一般反应为消化不良。胰脏的外分泌机能下降，胆汁分泌出现障碍，就会变得容易腹泻。

胰脏一旦有炎症，就会引起外分泌机能下降。慢性胰腺炎患者多出现这种症状，多是由于酒精摄入过多引起的。

也不排除前期糖尿病的可能性。慢性胰腺炎会引起胰脏钙化，胰岛素分泌出现问题，糖尿病风险会急速上升。要提醒自己注意禁酒和节制饮酒。

如果不知道自己有乳糖不耐受的症状，喝了牛奶，也会反复引起腹泻。乳制品是重要的蛋白质摄入源，如果不适合喝牛奶的话，就多喝酸奶吧。酸奶在发酵过程中，乳酸菌已将乳糖消化，所以就算乳糖不耐受的人喝了也不会有问题。

近年来，在慢性腹泻的人群中，过敏性肠炎症候群在增加。频繁发生在工作量过大的现代人群中，据推测这和精神压力有很大关系。症状不仅表现在腹泻上，便秘和腹泻也会交互出现。这并不是肠道本身出现了异常，而是由于机能失调，因此可以开一些让肠道蠕动恢复正常的药，并改善饮食和生活方式。

严重腹泻，并伴随腹痛和发烧等症状，甚至体重下降，这样的肠道疾病可能是克罗恩氏病（节段性回肠炎）。这是一种病因不详的疑难病患。克罗恩氏病不仅大肠会发炎，小肠也会发炎，这是一种会导致营养障碍的疾病，会使患者体重减轻。一般来讲，患有此病的年轻患者居多，如果症状加重，可考虑患有克罗恩氏病。无论怎样，持续腹泻都要尽快就医。

胃痉挛增多

病 了

疑似胃或者食道疾病

反流性食管炎在消化系统疾病中是比较常见的一种，发病率随年龄增长而升高。就算没有发展到这种程度，胃食管反流现象（GERD）也是胃痉挛的诱因之一。胃炎、胃溃疡、胃癌更是如此。请尽快接受消化系统检查和内视镜检查。就算没有达到重大疾患的程度，比如，仅仅是超过自身消化吸收能力，饮食过量，也会导致胃部过度扩张，食物不易消化，从而导致胃疲劳，引起胃痉挛。上了一定年纪，建议吃个七八分饱，综合考量自己的身体素质和运动量，选择适合自己的饮食。但是，在适度减少食量的同时，也要注意蛋白质的摄入量不要减少。

第5章

听觉、嗅觉、味觉、触觉、口腔等出现功能失调

——口臭加重

听不清电话
的声音

老了
先观察一段时间

　　打电话时，只能听到对方的声音，却完全看不见对方的表情。有些人会说因为看不见表情，所以听不懂对方在说些什么。声音是从耳朵传入的，如果不能理解对方所说的内容，问题也许不在于耳朵，可能是大脑的高级认知功能出现了异常。

　　简言之，也许认知功能开始出现问题了。但是，如果能意识到自己"听不清"，就是说自己能感觉到身上的变化，那么就暂时不用担心大脑功能出现异常，可能不是脑梗塞，而是另有其他原因，所以建议先观察一段时间。

　　如果长时间某个器官不经常使用，则会逐渐衰弱，其功能也会逐渐减弱，以致最后消失。例如，如果一个人长期坐着不动几乎都不起身走路的话，就会导致腿部肌肉萎缩，走路时容易感到疲劳；长期不动脑筋的话，突然让你想个主意，肯定也很费劲。听觉也是如此。如果因为听不清，所以也不想尽力地去聆听的话，那么听力也会逐渐下降。不愿意去听，那么大脑也就不会发出去听的指令。所以，推荐使用助听器辅助你的听力，使用助听器可以起到刺激脑细胞的作用。随着年龄的增长，最重要的还是要多与人交流，多使用耳朵，多刺激听觉。

另外，随着年龄的增长，还常常会发生听错音的情况，这也是老化的一种现象。比如容易把日语中的"chi"听成"ki"，把"ne"听成"me"，把"ha"听成"ka"等。

如果脑组织没有发生问题的话，这只是一种老化的现象，因此并不用太担心。

听不清对方
在说什么

老 了

前往耳鼻喉科接受听力检查

如果不是突发性聋，或者平时持续受到很大噪音的影响而造成的噪声性耳聋，而只是因为随着年龄的增长，听力逐渐下降的话，这属于听觉器官的老化（老年性耳聋），它发展到一定程度时会转变为难治性的听力障碍疾病。

人类不同方面的能力会在不同年龄达到巅峰，比如，人的听力最好的阶段是在20岁左右，之后听力就开始下滑了。这一现象一般从听不清高音开始。左右耳朵的听力会同时开始下滑。

从解剖学角度来讲，首先外耳道收集声波，震动鼓膜，使听骨链产生运动，经前庭膜，然后在蜗管内转变为微弱的信号，之后作为信号再传至大脑皮质听中枢产生听觉。研究表明，随着年龄的增长，蜗管的功能会逐渐下降，一般来说是听觉系统老化而引发的听觉功能障碍。

虽然如此，如果很早开始就听不清4000～5000赫兹的高音，也不会影响到日常生活。因为本来在日常生活中我们几乎用不到高频声音。但是，如果开始听不清日常生活里的声音时，请使用助听器等辅助听力装置。

另外，认真去聆听近距离的人说话时可以听到，而有时远距离的人向自己说话时，听不清或者情况严重时完全听不到，这是人到中老年以后才开始有的显著变化。现阶段尚且不能明确是否是一种自然老化现象。因为有时候可以听到，所以，在这种情况下，即便去检查听力时也可能会被诊断为正常。有可能只是注意力下降和好奇心减少所致。

即便这样，仍然建议去耳鼻喉科进行检查，这是因为在老年人中常常有不少人是因为有因耳垢积压而导致听不清的现象。这种情况只要把耳垢清理干净了，听力就可能有大幅度的改善。

出现耳鸣

病 了

请前往耳鼻喉科

　　老年性耳聋往往会伴随着耳鸣的发生，但是，有的耳鸣伴有耳聋，也有的单有耳鸣而无耳聋。

　　有的耳鸣是外界无相应声源存在，但总感觉到耳朵和脑海内有响声的一般性耳鸣，还有的耳鸣表现为可以听到夹杂着多种声音的噪音或一种声音持续作响。如果还伴随着眩晕或呕吐，这有可能是患上了梅尼埃病（Meniere　disease）。为安全起见，建议去耳鼻喉科就诊，检查看看是否是单纯的耳鸣。

　　梅尼埃病的病因目前仍不明确，众说纷纭。该病主要的病理改变为内耳膜迷路积水。临床表现除了耳鸣以外，还有反复发作的旋转性眩晕、波动性听力下降、耳鸣、耳闷胀感等主要症状。它也被怀疑与精神压力有关，常见于性激素变化大的更年期妇女。如果是梅尼埃病就需要接受专科医生的治疗。

　　还有一种耳鸣比较罕见，除了自己以外，身边的人也能听到"咔哧咔哧""喳喳"等声音。确实有声音在耳朵回响的耳鸣，被称为他觉性耳鸣①。这可能是耳朵或咽喉附近的肌肉发生异常活动而产生的耳鸣。根据不同的病因，其治疗方法也不尽相同，症状较轻时，使用一些松弛肌肉的药物即可，症状严重时可能需要进行外科手术。

此外，虽然概率不高，但也有听神经鞘瘤或脑膜瘤引起的耳鸣。如果出现耳鸣症状，应该予以重视，请及时到医院就诊查明病因。

---

① 只有自己能听到的耳鸣叫"主觉性耳鸣"，别人也能听到的耳鸣叫"他觉性耳鸣"。——译者注

感觉饭菜不香，食而无味

病 了

可能是缺乏锌引起的味觉障碍

当感觉饭菜不好吃或没味道时，你有可能患上了味觉障碍，而各位对味觉障碍这一病名也许并不熟悉。味觉障碍一般是由于锌的缺乏引起的症状。如果长期缺乏锌，吃东西时老是吃不出食物味道，也不追求味道比较重的食物。因此，往往觉得饭菜食而无味。

要想明确是否缺乏锌，建议先在内科进行血常规检查。

如果是因为缺乏锌而导致的味觉障碍，就应该多吃含锌量多的食物。例如牡蛎、猪肝、牛肩瘦肉、墨鱼干、烧烤鳗鱼片、猪肩瘦肉、可可、抹茶等食物。缺乏锌也会影响嗅觉，因此多摄取含锌量多的食物为宜。在严重缺乏锌的情况下，可先使用保健品或药物来补充锌，等状态好转后再使用食疗维持。

要是因为口味寡淡而感觉饭菜不香的话，这可能是老化现象。老年人的舌头感受器味蕾因萎缩而减少，因此老年人难以感觉到味道，正因为如此，他们常常按照自己偏好的口味来做饭时，做出的饭菜自然就会变成酸甜苦辣咸等偏重口味。

除了这样的老化现象以外，突发味觉减退，大多数与长期服用药物有关。报告显示，各种胃肠疾病包括糖尿病、肾脏病、肝病等患者常服用的药物也会改变人的味觉。

另外，随着独居老人的增加，独自用餐会改变人的口味也被得以证实。如果能够与家人、亲戚或者朋友共同用餐的话，也许可以恢复原来的口味。保持口腔卫生也很重要——要仔细刷牙，认真清洁假牙，牙周炎患者一定要及时接受治疗等。特别要强调的是糖尿病患者的口腔卫生，因为它对血糖值会产生很大的影响。一定不能对牙周炎置之不理，即使没有虫牙或牙周炎，也建议一年去几次齿科将牙结石清除干净。

总是想吃甜食

老了

只要别吃太多即可

　　老年人年纪大了，很难去尝试新口味。他们的人生经历丰富，到他们的年龄段肯定已经尝到了各种各样的口味，因此，有时比较执着于自己喜欢的口味。

　　人的胃口相对比较保守。当你遇到之前从未尝试过的味道时就很难判断，因此你可能比较想吃自己喜欢的，能够放心吃的甜食。

　　虽然味蕾随着年龄的增长而减少，但是，人在晚年时对甜食的喜爱依然不会减少。

　　另外，食盐和油摄入过多提高了罹患高血压、动脉硬化疾病的风险。因此，喜欢吃又咸又油的人属于高危人群。习惯性的过量饮酒也会导致高血压。与这些饮食习惯相比，也许有人以为吃甜食的习惯更安全……其实并非如此。

　　吃甜食过多会增加患糖尿病的风险，因为吃甜食而导致患上糖尿病或已患有糖尿病的患者由于摄入糖分过多而让病情加剧，那可就因小失大了。

　　过多地摄入任何东西都不利于身体健康。

病 了

有精神障碍和癌症的可能性

　　吞咽变得困难时，是不是就会感觉自己变老了？将食物送往嘴里，嚼碎，关闭气管的入口（会咽）后经咀嚼的食物进入食道，该一连贯动作能不自觉地由条件反射来完成的话就没有什么问题。

　　但是，如果出现不自觉地进行吞咽，就有神经性吞咽障碍的可能性。这时必须去医院检查，查明原因，并进行相应治疗与吞咽训练。这种治疗可能过程漫长，请不要着急，耐心地接受治疗。

　　如果没有查出什么特别的问题，可能只是因为没有仔细咀嚼食物导致的。没仔细咀嚼意味着食物本身比较大的话，当然难以进行吞咽。这不仅是老年人存在的问题。如果自己能够意识到食物容易噎住，首先从认真嚼碎开始，这样才有利于消化。

　　患了牙周炎，有的人牙齿脱落了好几颗，有的人牙齿出现了松动。保持口腔卫生，不仅可以减轻肠胃负担，而且有助于提高食物的消化吸收能力。动物实验表明，通过充分发挥牙齿咀嚼功能，仔细咀嚼能刺激脑细胞，能减缓老年痴呆症恶化。因此，不是说牙齿不好就只能吃流食。

保持口腔卫生是健康长寿的第一步。因此，一定要好好刷牙，让口腔保持干净。

另外，通过吞咽时喉咙的不适感等表征，还可以有效发现食道癌或咽喉癌。因此，让我们查清楚吞咽困难的具体原因吧！

有不良饮食习惯的人群，比如特别爱吃辣、烫或腌制食物的人，过量吸烟者都是食道癌、咽喉癌的高危人群。

老 了

如有担心的病史，请去医院就诊

　　众所周知，随着年龄的增长，饮食行为也会有所改变。如果只是因为平日里的运动量与活动量较大，导致肚子饿，想吃东西，这种情况无可厚非。但是，如果吃得过多，可能会发胖，不想发胖的话就要控制饮食。

　　本来加餐增多时，很难有饥饿感，这样会导致本来很重要的一日三餐不能很好地吃东西。为了保持营养平衡，加餐也要控制得恰到好处。

　　另外，糖尿病患者的食欲往往很旺盛。如果突然用餐次数增加了或吃多少都感觉吃不饱的话，请一定去医院就诊，让内科医生看一下。

身边人说您说
话音量变大了

病 了

前往耳鼻喉科接受听力检查

　　说话的音量提高可能是因为自己的听力下降了。最有可能的原因是由于自己听不清，导致无法调整声音的大小。

　　如果是老年性耳聋的话，这属于单纯的老化范畴，一旦超越了一定界限，人体某些功能就会发生病变，就容易生病。很遗憾，目前还没有很好的药物可以治疗这种病。另一方面，在出现听力障碍之前，因为精神上的打击或巨大的压力，有时会从精神上的矛盾纠结状态演化到听力障碍，这属于心因性耳聋。目前，尚没有很好的药物用来治疗这一疾病，但是通过接受专家的咨询，创造宜居的生活环境，构建良好的人际关系对缓解压力很有效。

病了

牙周炎患者请马上接受治疗

　　很少有人会当面指出你有口臭这件糟事。在药店或家电用品店有口臭测试器，如果觉得自己有口臭的话，可以通过客观的数据来测试一下是否有口臭。一般情况下，牙周炎越严重，口臭越厉害。

　　牙周炎是影响口臭的最直接的原因，当肠道菌群失调时口臭会更严重。

　　日本厚生劳动省很早就开始开展"8020运动"①。实际上，到80岁还能拥有20颗完好、健康牙齿的老人特别少。曾经读到一个报告称，这些80岁老人到最后平均能保留下来的只有6颗牙。最新研究发现，牙周炎已经成为中老年人掉牙的第一大原因，而不是虫牙。

　　牙周袋、牙齿间堆积的牙垢和生物膜成为牙周炎发

---

　　① 该运动由日本厚生劳动省和日本牙科医师会联合开展，目标是保证民众到80岁仍有至少20颗完好、健康的牙齿。

病的养分，口腔有害细菌产生的代谢产物会导致口臭的出现。牙周疾病还会散布内毒素，对机体造成一定的损伤，还会恶化带菌者的健康状态。

肠道菌群失调者常常伴随口臭和体臭，这是因为过多摄入了动物性蛋白质。消化和吸收蛋白质的过程中，会产生亚硝胺等具有致癌性的中间代谢物。这种物质不仅有毒性，往往还携带一种强烈的臭味。该物质被肠道吸收后会进入血液并散布到全身，这时呼出来的气和出的汗均会产生臭味。

由于饮食文化的西化，日本人的体臭也在逐渐发生变化。

病了

怀疑有糖尿病等疾病

经常口渴吗？或许是得了糖尿病。口渴、多饮、多尿往往是糖尿病的典型临床表现。食欲亢进，经常感到饥饿而多食。没有大量出汗但会感觉经常口渴，因此喝得多尿得多，晚上起夜次数多、频繁上厕所，这些都是糖尿病特有的主要症状。

另外，患上胶原性疾病中的口眼干燥综合症（Sjogren's syndrome，SS）会降低唾液分泌。不仅侵犯唾液腺，还会侵犯泪腺等外分泌腺体，引发慢性炎症，进一步引起外分泌系统的功能障碍。干燥综合征患者会出现眼睛干涩、异物感、泪少等症状。另外，有人喝很多水还是口渴，虫牙增多，颌下腺肿大等症状。

如果患有过敏性鼻炎或鼻窦炎，容易鼻塞，所以睡觉时只能张开嘴巴呼吸，这样也容易导致口渴。而且，睡觉时之所以嘴巴张开，有可能患有睡眠呼吸暂停综合征。患有该病时，经常会打鼾。阻塞性睡眠呼吸暂停低通气综合征（OSAHS）是一种潜在致死性的睡眠呼吸疾病，因此，当家人反映您夜间打鼾时，请尽快去呼吸内科就诊。

有人会认为打呼噜是司空见惯的一件事而不以为然。其实不然，患上睡眠呼吸暂停低通气综合征后，红细胞代偿会增多，过多的红细胞常常会引起血液黏滞度增大，因此常常容易诱发血栓形成。如果因为某种原因流动的血栓堵塞在大脑或超过心脏的毛细血管的内径时，就有可能将毛细血管堵塞引起血流停滞，即便是在睡眠中也会导致猝死。

除了上述跟口渴有关的疾病之外，尿崩症也会有异常口渴的状况。尿崩症是不常见的内分泌系统疾病，它是由于脑下垂体后叶激素之一的抗利尿激素的缺乏所引起的肾脏排出水分增加的现象。尿崩症的主要临床表现为多尿、烦渴、多饮，24小时尿量可多达5升等。

如果仅有一天是这样的话，倒也不足为惧，如果持续很多天都这样的话，需要立即到医院就诊。

病　了

如有声音嘶哑现象，请立即去医院就诊

　　年轻时说话声音很洪亮的女性也会随着年龄的增长而音量变低。有时听起来还很软弱，这只是声带受损所引起的老化现象，因此并不用太担心。最近有一种手术可以恢复声带的弹性，那些想找回原来声音的女性可以选择做这个手术。

　　另外，需要注意的是，虽然没有用嗓过度但声音却变嘶哑的情况。声音嘶哑是肺癌、甲状腺癌、食道癌等疾病的预警。这些疾病有可能导致声带麻痹（又称为喉返神经麻痹）。一般声音嘶哑不是老化现象。

　　更年期女性声音又低又粗，体内雌激素水平下降会导致子宫内膜增生得不够厚，引起体内激素（荷尔蒙）失调。其实，与更年期后的女性相比，男性的雌性激素分泌会更多，女性的体内雌性激素分泌显著下降，与雄性激素相比分泌得相对少。

最让人担心的莫过于吸烟者。由于长期的吸烟形成咽喉息肉时，女性声音也会变得嘶哑，尤其常见于高龄男性，因为咽喉癌会导致嗓子干哑。

请早日戒烟并尽快前往医院就诊。

病 了

有各种病因

鼻塞增多实际上有各种原因。如果是感冒引起的上呼吸道发炎就没有什么危险。如果是慢性鼻窦炎的话，则会引起头痛等病因不明的自诉症状，需要及早前往医院就诊，查明病因，早日治疗。

鼻窦炎是鼻窦黏膜的非特异性炎症，在鼻腔深部骨骼中充满气体的空腔，这些空腔内充满黏膜杂菌。该细菌一般不会散布到全身。但是，要确诊是否有鼻窦炎，在临床上一般通过CT检查会一目了然。

鼻窦炎病人出现鼻旁窦壁肥大或大量积脓时会有大量的鼻涕不能排出。此时本来应该很难受，但患者常常没有自觉症状。就诊时医生会问到"是否有鼻子堵塞的情况？"时，才发现"啊，好像有"。这种情况居多，之所以这样是因为鼻窦炎已经慢性化了，平常患者本身不容易感觉到不适。

按照医嘱服用医生开的抗生素就会有所好转。

鼻塞增多的原因，除了鼻窦炎，也有可能是腺样体肥大所引起的。

另外，我们偶尔会看到正在说话的过程中突然打喷嚏或鼻音严重的人，这类人群可能患有鼻窦炎，或者是鼻中隔偏曲引起长期持续性鼻塞和下鼻甲肥大。这些病因继续发展，还会导致睡眠呼吸暂停综合征。

鼻塞增多的另一个原因，有可能是患有过敏性鼻炎。过敏反应的免疫学机制一般随着年龄的增长会日趋稳定。但是，不一定说以后完全不会患上过敏性疾病。已患花粉症的老年人，随着环境污染物质的增多，将来肯定会对一些迄今为止没有遇见过的刺激物有过敏反应。

如果症状还在持续，请尽早前往医院耳鼻喉科就诊。

病 了

怀疑患有颞下颌关节紊乱病

　　怀疑患有颞下颌关节紊乱病，请前往口腔科就诊。颞下颌关节紊乱病的病因尚未明确，该病并非指单一疾病，它是颞下颌关节发生异常的一组疾病的总称。其发病因素不清，病情严重时会影响到吃饭。常见于张口、闭口时发生关节杂音，并且耳朵前方带有疼痛。有时患者张口过大，会发生关节半脱位，像股关节深度也有个人差异，当然，有的人容易出现颞下颌关节脱位。多次发生关节半脱位时，可能还会引起炎症。有时，同样的疼痛也会来自完全不同的疾病，比如，由于带状疱疹引起的三叉神经发生异常所引起的疼痛。如果早期治疗的话，不仅不会留下后遗症，还会彻底痊愈的。

第6章

外在变化、荷尔蒙和生殖器功能失调

——浮躁、郁闷情绪增多

面部斑点、皱纹增多

老了

如果身体发生急剧变化，请尽早去医院就医

　　这是典型的伴随年龄增长而发生的外在变化。最近经常看到"皱纹增加、骨密度降低"这类数据。因为年龄的关系，可能觉得是没有办法的事情，但人体表面的一些细微变化，往往可能预示着身体内部某些疾病的发生。有时我们在遇到这些问题时应该保持足够的警惕，这样更为稳妥。

　　皮肤和骨胶原的分解有关，有一种叫细胞因子基质金属蛋白酶（MMP-3）的酵素会加速人体的老化。该酵素如果增加，皮肤结构会更容易发生变化。总之，研究表明，它会更容易和皮肤结合。

　　当然，外表老化的个体差异非常大，所以并不公平。作为环境因素中的紫外线，每个人的照晒时间都不同，同时以维他命C为首的抗氧化物的摄入方式也存在个体差异。

那么说到外表的老化，这是疾病吗？当然也不能这么说。皱纹和斑点并非疾病。虽说如此，如果短时间内出现急剧变化的话，还是要引起足够的重视。比如，癌症是一种消耗性的疾病，会逐渐消耗患者的身体，氧化反应也会越来越厉害。也许正是某些更深层面的身体变化，最终导致了癌变和外在变化。

虽然自身外在的变化并不是病，不可否认，某些隐藏的信号有可能预示着身体上某些疾病的发生。如果最近感觉身体异常或发生了某些急剧变化时，建议尽早去医院接受诊治。

白发和脱发增多

老了

和性激素作用的变化相关

即便不是生病，也会有白发和脱发增加的情况。伴随年龄的增长，毛母细胞在毛发生长周期和脱发周期中会出现紊乱，相对而言，毛发脱落周期变长时，我们会感觉到脱发增加。

此外，随着年龄增长，往往有些人会出现身体变小、毛发变细的情况。即便生长的根数自身不发生变化，如果毛发整体变细的话，即使不脱发，头发看起来也会变稀疏。

男性有一种特有的脱发，叫作男性型脱发症（AGA，也称雄激素源性脱发）。这是一种不用等到中老年，在年轻时候就已经发生的变化。男性荷尔蒙会干预毛母细胞，这样一种变化，会促使好不容易长出来的新毛发在发育完成之前脱落。目前社会上已经开发出了一种非常好的药，叫印度保法止（Finpecia），并开始在专科诊所中应用。脱发自身并不是病，如果本人因为这件事而感到强烈精神痛苦的话，建议尽早接受"治疗"。

在发病后，男性荷尔蒙的减少会引起脱发的增加。普遍认为，因为年龄增长引发的男性荷尔蒙的减少存在非常大的个体差异。

但是，伴随年龄增长，每个人的男性荷尔蒙都在减少，脱发都在增加。

众所周知，维尔纳氏综合征(Werner's syndrome, 俗称"早衰症")是一种罕见的、致命性的遗传疾病，会导致脱发。有不少患者都是在患病后开始出现持续性的脱发，严重者不到20岁就基本脱光了。这是一种遗传基因，也就是DNA的修复酶出现问题的遗传病，据说在日本人中居多。

在本书前半部分的内容中也作过介绍，癌症是一种消耗性疾病，所以，可以很容易想象一旦癌症蔓延，头发就很难生长。但是，因为脱发的原因很多，一般情况下，并不是一开始就会想到可能是癌症造成的。

黑痣增多

老了

如果黑痣变大，要十分警惕

很多情况下，痣和疣根据大小、形态不同又可分为良性和恶性。关于大小的判定，医疗界目前以5毫米为判断的分界线。

有时，痣会随着年龄增长而不断增多。但是，有些人天生就会长很多痣。关于这些痣不好的说法是完全没有任何科学依据的，因为皮肤黑色素细胞的数量在人与人之间存在很大差异。同时，黑色素细胞是一种遇到紫外线会产生对人体有保护作用的细胞，所以遇到紫外线后使肌肤的黑色素增加，导致肌肤变黑，并出现被太阳晒黑的状态。

常见于颈部，附着在皮肤表面的蒂样组织且吊垂生长的疣，被称作皮赘（又称为软垂疣）。皮赘的形成原因有很多种，最有说服力的一种说法是由于病毒感染，皮肤出现不正常形状增生而最终形成疣。不用管它也没什么问题，但是有时候换衣服或睡觉时会被衣服或被褥碰到，造成创伤流血，并导致再次感染。此外，如果生长的部位让人十分介意的话，也可以到皮肤科去处置。治疗过程中不用麻醉，通常用液氮冷冻的方式处置，很快就能结束。如果处置得当的话，不会留有疤痕，术后皮肤就能自行有效地恢复光滑、美丽。

另外，恶性疣中会有基底细胞瘤①。皮肤最深层的部分叫作基底层，基底层细胞增加可引发基底细胞瘤，这并不代表将来有可能发展为皮肤癌，实际上很有可能已经发生癌变，其中又以黑色最为常见。

不要盲目擅自治疗和擅自判断疣到底是良性还是恶性。不管是良性还是恶性，基底的细胞瘤并非"无关痛痒或有了更好"，所以建议及时到医院进行检查并接受治疗，解决后顾之忧。

跟黑痣和疣的增加相比，更应该警惕黑痣是否变大，因为黑痣变大可能是癌变的情况。如果有一天，你突然觉得黑痣变大，请务必去皮肤科接受治疗。

---

① 基底细胞瘤在医学上又被称为蚕蚀性溃疡，是皮肤癌中最多见的一种，发病率很高。——译者注

皮肤和头发失去光泽

老 了
应激反应作用下的危险信号

如果不是近期突然出现皮肤和头发失去光泽或某种病态的话，不去管它也无妨。但是，有一点需要铭记于心，因为癌症作为一种消耗性疾病，患者的身体普遍都会发生这种变化。如果有癌症以外的重大疾病史，特别是在没有任何自觉症状的阶段，这也可能是疾病的一种征兆。

面对瞬息万变的生活，人们经常面对潜在的或真实的危险或威胁，此时表现出的一种正常情绪反应就是氧化应激反应。现在，人们普遍认为，氧化和糖化是导致人体老化的两大重要因素。

因此，这些容易得氧化应激—慢性低度炎症的人，是因为缺乏多酚、胡萝卜素、维生素C和维生素E等抗氧化物质。同时，如果多年来一直饮食不健康的话，外表自然也会失去光辉、色泽。

抗氧化物质一般作为植物内生化素（Phytochemical）存在于植物表皮或接近表皮的部位，所以烹饪的时候尽量不要破坏它。同时，尽量减少丢弃，这样也会更加环保。

对于肉、鱼、蔬菜、菌类等食物，为了防止出现糖类物质过多，要注意营养的均衡，可考虑和水果合理搭配。最近，只有肉食才是健康之本的论调很是盛行，但是摄入肉食过多的话，会导致血红素铁（动物性食品中含量丰富，且吸收率高的铁质）过剩，有研究表明它会导致氧化应激反应。

还有一种说法，虽然脂肪量少，如果长期大量食用瘦肉的话，大肠癌的患癌风险会变高。

当然，如果缺乏脂肪而变得营养不足的话也不行。如果长期坚持单纯的素食的话，可能会导致人体摄入的蛋白质不足。如果不喜欢吃肉的话，就请努力多食用鱼类，因为鱼对皮肤好，同时也含有重要的维生素D。而维生素D对皮肤和头发护理有很大作用。

唇色变差

病 了

可能是心力衰竭等的前兆

如果进入低氧状态，嘴唇颜色会变浅。如果红血球和氧气结合的话，则会变成鲜红色。氧气进入血液循环不佳或静脉血颜色接近紫色，嘴唇呈现青紫色，则是不健康的颜色。这可能是心血管系统疾病，特别是心力衰竭的前兆。

或者还有可能是饮食生活存在问题，如果蛋白质和铁供应不足会造成无法生成血红蛋白或血红蛋白减少，从而使得血液自身颜色变浅。

如果是烟民的话，也可以考虑可能受到吸烟的影响。吸烟的话，烟草不完全燃烧产生的副产品一氧化碳会被吸进肺里。人们普遍认为一氧化碳与血红蛋白结合时，其速度远远超过与氧气的结合速度。这样会使得氧气无法与血红蛋白结合。如此一来，身体变为低氧状态，并对造血构成刺激，由此引发多血症（又叫作红细胞增多症），关于这一点将在后面部分进行介绍。此外，众所周知，和一氧化碳结合的血红蛋白会变成异样的粉色。另外，长年吸烟的结果是罹患慢性阻塞性肺疾病（COPD）和氧气无法充分进入血液，如果不治疗，就会陷入青紫症状态，嘴唇会变为紫色。

当罹患多血症后，血的颜色会变成黑色。这个病以真性红血球增加症为代表，目前病因并不明确，有可能是运动员在空气稀薄的高原地区进行刻苦训练，为适应这一结果而出现的暂时性的红血球增加现象（一般回到平原地带很快就会痊愈，所以严格意义上讲不算是疾病），也有可能是中老年人在应激反应重压下导致的。有时候还有可能隐藏着罹患肝癌、肾癌的风险。此外，抽烟产生的有害物质，也会引发多血症。

通常认为，肥胖是引发睡眠呼吸暂停综合征的原因之一。患者在睡眠过程中会反复多次出现呼吸暂停现象，造成全身进入低氧状态。为应对这一情况，此时身体内红细胞的数量会不断增加，其结果会引发多血症或使得血液黏稠度增加，最终导致血液呈现黑色。

背部和上臂肌肉变得松弛

老 了

仅仅是因为运动不足

　　如果上臂肌肉变得松弛，就会变得像挥手道别时摇摇摆摆的"长袖"一样。包含背部肌肉在内，单纯的运动不足和年龄增长都容易造成肌肉量降低、皮下脂肪过多的状态。本来上臂是用于测量皮下脂肪厚度常选用的部位，它会忠实地反映出一个人的身体状况，如果出现肌肉松弛如"拂袖"的情况，就要改变饮食习惯，并养成良好的运动习惯。

　　跟运动量不足相比，饮食方面，应该是人体摄入的能量（热量）过多。关于"女性减肥"这个话题想必各位女性再熟悉不过了，因此本书不再赘述。需要引起注意的是，饮食控制方面，如果只是通过最简单粗暴的方法，即绝食（或节食）减肥法，会造成基础代谢率下降，导致身体变成易胖体质，这是因为身体已经失去了肌肉。即便在静止不动时，人体也会消耗能量，发热的肌肉通过消耗能量拼命守护我们的身体，是我们的好朋友。如果放任不管，随着年龄的增长，肌肉会逐渐减少，所以如果能利用此机会，重塑一个健壮的身体，将来还会起到预防各种疾病的作用。常吃简单碳水化合物的人在体重减轻的同时，体脂则必然会连带一些肌肉，因为不可能做到只减体脂。因此，为了预防肌肉流失，饮食中需要努力摄入足量的肉类食材，而且最好能养成通过简单的肌肉训练给肌肉细胞以刺激的训练习惯。

此外，日常生活中，如果经常做收下腹的动作并经常步行的话，体脂应该会逐步燃烧、消耗掉。不论男女，如果能够在一定程度上减少作为腹部赘肉真凶的内脏脂肪的话，皮下脂肪也会逐步减少。

这方面没有时间限制，所以请放松心情努力一下。不必规定期限完成，如果从现在开始，以毕生的时间坚持过没有肥胖因素影响的新生活，自然也不会有反弹。

体重下降

病 了

如果不是努力减肥的结果，建议接受诊治

　　如果体重下降是改善饮食生活或努力运动的结果，那就完全没问题。但是，如果没有做任何运动也没有刻意减肥，体重却莫名其妙下降，则不可否认可能伴随着肌肉组织的丧失和体脂的不断增加。

　　此外，也有可能是消化能力低下，即使吃得较多也不易长肉的情况，或者可能是受到以慢性阻塞性肺部疾病（简称"慢阻肺"，COPD，由吸烟等引起的呼吸系统疾病）为代表的慢性炎症性疾病的影响。这是典型的人体所需的营养不断增加的疾病，换言之，是一种高消耗性疾病。比如，为了保持健康的身体，摄入100%的营养已远远不够，必须摄入120%的营养才行。癌症也是如此，也有糖尿病恶化后出现体重减轻身体乏力的情况。如果是Ⅱ型糖尿病患者出现此情况，很有可能就到了需要使用胰岛素进行治疗的阶段了。虽说在进入老龄化后，日本人的平均体重会自然地逐渐下降，但是短时间内体重急剧下降往往是生命处于紧急状态的一大信号。

衡量一个人是否肥胖，我们单纯依靠体重或BMI指数①的增减来判断还不够，也会有失偏颇。开头部分已经阐述过，由于肌肉组织内含有较多血液等水分，因此，肌肉组织自然会比身体的脂肪组织要重。现在通过减肥或是肌肉训练会消耗一定容积的体脂，如果消耗掉的这部分脂肪换作同体积肌肉的话，体重应该会增加。可见，单凭体重超过正常与否来判断身体状况是不合适的，BMI指数同样也无法看到体重的详细内容（没有把脂肪比例计算在内），所以只能作为评估个人体重和健康状况的多项标准之一。

之所以要对肥胖问题提高警惕，是由于内脏脂肪会分泌很多导致各种生活习惯病的物质。如果是因为肌肉丧失导致体重下降，并不能认为这是一种健康的变化。当体重减轻时，重要的是搞明白到底是什么减少了，又是什么增加了。因此，相对体重增减而言，更应该注重体脂率的增减，相对BMI指数而言，希望能够更注重腰围尺寸。

---

① 即身体质量指数，简称"体质指数"，Body Mass Index，BMI，是用体重公斤数除以身高米数平方得出的数字，是目前国际上常用的衡量人体胖瘦程度以及是否健康的一个标准——译者注。

病 了

有了小肚子

如果突然在局部出现有可能是疝气

最先想到的应该是内脏脂肪的积聚过多吧！社会上称之为代谢综合征体型。如果是男性的话，即便没有到中老年，由于学生时代结束，步入社会参加工作，上体育课或参加俱乐部等体育活动的机会越来越少，同时延续了和学生时代相同的饮食习惯，并加之晚上喝酒的话，即使是二十几岁也会发福。

即使年轻时候努力保持，如果放任不管，一旦到了中老年，也自然会出现肌肉量减少的情况，因此，即使安静的时候，身体消耗的能量也减少了。这样一来，多余的能量便在内脏脂肪中不断积聚。同时，内脏脂肪指的是腹部的内脏，特别是肠间脂肪。

女性在迎来更年期之前，在女性荷尔蒙的保护下，多余的能量并不会转变为危险的内脏脂肪，主要以皮下脂肪的形式积聚。但是，闭经之后，则会变得和男性一样，稍微多吃一点或者运动不足的话，体内脂肪就会迅速增加，发福的腹部会变成"大妈体型"。

此外，除了单纯的肥胖以外，也会出现因身形变化导致腹部开始引起别人注意的情况。比如因为骨质疏松，出现的脊柱变形、萎缩并导致身体向前弯曲，或出现腹部肌肉张力丧失并导致的腹部前突。改变姿势或者做深呼吸的话，会用到腹部肌肉，有可能使腹部张力得到恢复。

可怕的是，肝硬化带来腹部积水而导致全身肿胀的情况。这种情况下事态非常严重，请立即前往医院接受治疗。当然了，如果是肝硬化的话，发展到这一步之前，肯定早已出现了各种症状，很难想象在某一天突然罹患此病……

此外，如果是突然局部发病的话，应该考虑可能是赫尼亚（Hernia），也就是常说的"疝气"的可能性。伴随老化和肌肉力量下降的影响，腹壁的重叠部分开始减弱，所以不难想象这些部位在某些偶然情况下会出现结直肠轻微隆起的情况。还有可能出现意想不到的肿块的情况，如果不确定是否有问题的话，请到医院接受诊治吧！

病了

麻疹 容易出现荨

瘙痒难忍时请接受诊治

　　荨麻疹（Urticaria，俗称风疹块）是一种常见的过敏性皮肤病，发病人群不分男女老少。它对食物、化学物质、应激反应等发生过敏反应，并伴随皮肤瘙痒、发红与皮肤突起。一般情况下，放任不管的话，过一天也能自然痊愈。

　　这种反应是由广泛分布于皮肤和黏膜的肥胖细胞（只是听起来像，并不是脂肪细胞，而是一种和免疫相关的细胞，也被称作肥大细胞）在受到刺激后，释放出内部积蓄的称之为组胺的炎症性物质而引起的。组胺作用于末梢的血管，使血管扩张，并使血液中的血浆成分（像潺潺流水一样的成分）渗出血管外。这样一来，血浆成分就聚集到接近皮肤的组织中，导致出现局部浮肿。这样，荨麻疹就发生了。

　　然而，像荨麻疹一样，即使没有明确原因，随着年龄的增加与人体老化，皮肤很轻易发痒的瘙痒症也会不断增加。这对于老年人而言，与其说是病痛，更贴切一点应该称之为一种难忍且伴有不适的症状。全身一个劲儿地发痒，不是因为起了湿疹而导致的发痒，而是一种常见的神经机能障碍性皮肤病。

可能有时候会觉得比较奇怪，发痒在医学上的定义稍稍有些微妙，"想挠一挠"的状态称之为发痒。事实上，这应该是对传达发痒的神经经络不是很了解的关系。

伴随着人体的老化，皮肤的脂肪含量会下降，皮肤自身也会变薄，所以会感觉干燥，神经感受性在不断提高，结果就可能强烈感受到发痒，这也会导致神经控制系统无法正常工作。发痒难受的时候，一般通过涂抹市面上销售的抗组胺药物的软膏就能治愈。其中也会有部分难治疗的情况，并不是药物就一定都有效。

指甲纵线增加

老 了

如果指甲发生变色，请及时到医院皮肤科就诊

　　随着年龄的增长，皮肤皱纹增加的同时，指甲也会出现透明纵线增加等老化现象。但是，如果指甲颜色出现变化，则有可能和某些感染症相关。指甲增厚、颜色变黑或呈绿色等透明度下降，这些症状表明有可能患上了灰指甲。如果被绿脓杆菌感染，指甲还会变成绿色。此外，如果患有糖尿病或代谢性疾病（肝硬化和肾疾病等）的话，则指（趾）甲会出现斑点。如果是能够引起大肠发生病变的黑斑息肉综合征（波伊茨—耶格综合征，Peutz—Jeghers syndrome，又称色素沉着息肉综合征），位于指甲根部的黑色素细胞的活动会变得更活跃，从根部到指甲尖部就会出现一条黑线，因此，有可能发展为恶性黑素瘤，如果出现黑线，建议及早接受皮肤科的治疗。

老 了

请注意单调的饮食生活

经常会看见有人拿着购物篮在柜台等候结账的身影，购物篮里充斥着软软的物品，不用加调料就能囫囵吞下，并让血糖值快速飙升的点心面包、甜点、日式西洋式点心、冰激凌、水果、速食的泡面类食物。购物篮中装的所有东西在营养学上称之为碳水化合物（即"碳"与"水"聚合）。如果太"执着"于某一种或某类特定的食材，必然会破坏营养的均衡。蛋白质与维生素D的不足是造成骨质疏松症的诱因之一。有的人日复一日，年复一年，对新的食物或味道兴趣寡淡，重复着单调的饮食生活。同时，还有可能导致人际关系变得淡薄。如果这些因素叠加在一起，还有可能极大增加患痴呆症的风险。

老年臭变得强烈

老 了

食物内容和肠道菌群的影响

老年臭指的是中年以后的男女出现的一种像油脂增加一样的体臭。体臭由皮肤、毛发、呼气或汗液等的臭味决定，对其产生强烈影响的是食物内容和肠道菌群。一般而言，如果持续过多摄入动物性蛋白质的话，不良细菌的肠道细菌便会增加，消化吸收蛋白质产生的中间代谢物中，具有一定的致癌性，同时也会释放出强烈的臭味物质。

肠道内这些有害物质增加，被肠道上皮吸收后，并通过毛细血管中的血液流动遍及全身。流经肺部时会通过皮毛上的汗孔散气，通过皮肤排泄汗液，这都是产生体臭的根源。如果近期饮食结构突然发生变化，可能也会对肠道产生影响。

如果蛋白质主要来源偏动物性食物的话，容易导致脂类摄入过多。如果每天作为能量能够消耗掉的话还好，一旦不能很好地消耗，则会导致皮脂分泌过多，这样一来，在头皮上被氧化的皮脂会散发出一种刺鼻的味道。

此外，众所周知，如果坚持过度减肥，还会产生一种特有的"减肥臭"。这是由于身体分解脂肪时能量未完全燃烧，使得来源于脂肪酸、乳酸、酮体的物质随着汗液一起排出体外，由此产生酮臭，这就是体臭产生的原因。如果能够正确合理安排节食和运动的话，这一弊端也会减少，但是，如果一味采取节食这种不健康减肥方法的话，就会导致产生体臭。

随着年龄的不断增长，肠道菌群中的不良细菌会相对增加，同时有益菌群就会不断减少。如果置之不管，便会增加消化器官系统疾病的患病风险，所以要多下功夫继续调节肠道菌群平衡。有效的办法就是积极摄入富含乳酸菌的酸奶、纳豆和乳酸菌饮料等发酵食品。这些食品口感好又容易摄取，在市面上有很多。即使没能"活生生"地进入肠道中，死了的菌类在肠道中依然能够发挥作用，诱发好的细菌增加。

这都是伴随着年龄增长务必增加的食材！

牙缝变稀、牙齿变大

老了

牙周炎的话建议尽早就医

随着牙龈退化，牙根会长长地裸露出来，和年轻时候相比，好像感觉牙齿变大了。随着年龄增长与牙齿的反复使用，牙齿会慢慢磨损，所以，当然不会长得像兔子和老鼠的牙齿那么长。问题发生在牙龈和牙根之间。

据说日本约有八成的成年人患有牙周病。牙周病是由牙周病菌引起的感染性疾病，近年来我们发现它的影响范围之广令人震惊。

牙齿和牙龈的分界处存在一个小小的牙周袋，在这里或牙齿间残留的食物残渣会变成一种被称为齿垢（牙垢）或生物膜的污染物。本来是很小的缝隙，如果牙刷不好用的话，牙刷毛都无法触及，即使我们非常仔细地刷牙，牙缝里还是会经常有残留物。牙周病菌则会以此为饵无止境地增长下去。此外，牙周病菌还会破坏牙根，造成牙龈红肿和退化，牙根被腐蚀的牙齿会变得松动，如果一直不管的话就会导致牙齿脱落。

尽管日本厚生劳动省推行"8020牙齿保护运动"①已经很久了，很遗憾，只有极少数人能做到80岁依然可以保留20颗健康的牙齿。其中最有名的说法是中老年以后牙齿脱落的最主要原因不是龋齿，而是牙周病。

也许有人会说，如果牙齿掉了，那么镶个假牙不就可以了吗？但是，这种想法未免太草率了。牙周病菌还会通过牙周袋进入毛细血管，进而侵犯全身的各个脏器。其间会分泌毒素（细胞毒素和细菌内毒素），导致全身处于"慢性发炎"状态。另外，牙周炎还会导致患者发生胰岛素抵抗，进而大大增加糖尿病的发病概率。

这个不是简单的牙周病的问题，所以不管有没有龋齿，建议您每年定期进行两到三次口腔检查，由牙医对牙垢进行专业的清洁处理。每年只洗牙一次是不够的。目前有些诊所已经推出了给牙齿除菌的治疗套餐。

---

① "8020"运动是指即便到了80岁仍有20颗健全的牙齿的运动。——译者注

变得非常想
泡热水澡

老 了

很危险，建议通过温度计管理

　　老年人不知什么原因，会变得很喜欢泡热水澡。对此，有很多说法，虽然没有一个明确的结论。有研究表明，伴随年龄增长，感知冷热变化的温度点（临界值）会上升。此外，个体差异也会变大。

　　除此之外，通常认为老年人因为上了年纪，皮下脂肪容易流失，所以身体更容易怕冷，因此希望提高身体的温度。同时，普遍认为，一般情况下随着年龄增长，人体肌肉量会逐渐降低，肌肉发热量降低，御寒能力下降，因而导致变得更容易怕冷。尽管如此，寒冷的临界值上升的原因目前并不清楚……

　　我们的皮肤对温度的感知能力来自于分布在表皮下的温度感受器，如同味蕾一样，其数量也会随年龄增长而减少。或者是传递热刺激的神经系统功能下降，导致反应迟钝。虽然没有明确的原因，但是如果突然变得特别想泡热水浴的话，很可能是老化加重的表现。暂且不论是什么原因，身体不会因为上了年纪而突然就变成能够对热水有了耐受性。在很多情况下，随着年龄的增加，体脂会逐渐减少，因此更容易受外部温度变化的影响。对老年人而言，预防夏日中暑十分重要，入浴时水温的管理也同样重要。

最不可取的做法是到了无法忍受的极限才停下来，长时间闷在桑拿浴的高温环境中，出来后立即跳进冰水浴池里降温，如果这样做的话，血压会突然急速上升，还有猝死的风险。即便是年轻人，也不建议这么做。虽然缺乏刺激，让人感觉很无趣。不论多大年纪，泡热水澡的温度以40～41℃比较合适。对于患有循环系统疾病的人群，泡澡时不要将下巴到肩部部位泡在热水中，将心脏以上部分裸露在热水外的半身浴是最安全的。

此外，上了年纪的老年人容易出现脱水症状，所以入浴前可以喝一杯水，也有人选择将水灌入水壶带到浴室中饮用。

毕竟浴室不是测试毅力和耐力赛的场所。

变得容易中暑

老了

恢复出汗的好习惯吧

　　每年都会看到这样的新闻报道，有的家庭由于家中老人不喜欢开空调，在家里忍受着酷暑的煎熬导致中暑而被紧急送医。有可能是老年人不喜欢空调冷风直接对着身上吹。肌肉、皮下脂肪减少，如果感到身体容易发冷的话，通过加件外套等就可以达到保暖的效果，但是这种方法往往容易被人忽略。或者还有可能是老人不想浪费电而舍不得开空调，即使酷热难耐也要省电。

　　在老年人医疗的世界里，他们对环境适应不良，从而会有一些"幼稚笨拙"的表现。本来刚好可以通过空调来调节温度，但是很多时候老年人又不善于使用智能电器等。

　　此外，自古以来就有"老化是从腰腹部开始的"说法，有研究表明，实际上老年人的发汗机能是从腰部和脚部开始退化的。身体机能下降的原因中，也有可能跟生活中的运动量和脑活动量有关。

如果生活中总是出汗比较少，汗腺分泌会变得不够活跃，这样变得很难通过发汗来散热或控制体温。这是为什么呢？

实际上如果每天都不出汗，就会变成难以出汗的体质，平时身体中容易积聚热量，但夏日稍微一运动，又会大量出汗。

从前不活跃的汗腺中，除含盐分以外，还会排出含有各种矿物质元素的浓密的汗液。而平日里通过运动经常出汗的人则不是这样，基本上流的都是仅含水分的汗液。哪种汗液更容易调节体温，结果自然不言而喻。

此外，随着年龄增长，体脂会慢慢地减少，因此会变得更容易受到外界气温的影响。如果不想办法改变，也不采取任何措施，长此以往很可能变得容易中暑。如果能努力避开高温时段进行日常运动并轻微出汗的话，就会降低中暑和患"夏季倦怠症"的风险。

身体容易发热
或怕冷

病 了

请就医并检查荷尔蒙

如果血管过度扩张，就会使人感到身上发热。超过一定限度的情况，则称之为血管扩张性调节障碍。因为血管的扩张和收缩是通过自律神经控制的，所以也有可能是自律神经失调症。如果去医院检查的话，可能会发现是荷尔蒙的异常。老年人如果频繁出现发热，则有甲状腺机能亢进症（简称"甲亢"）的嫌疑。实际上，有很多人在上了年纪之后才罹患了甲状腺机能亢进症。同样是甲状腺疾病，如果罹患桥本甲状腺炎（慢性淋巴细胞性甲状腺炎，CLT，又称自身免疫性甲状腺炎）的话，甲状腺荷尔蒙的分泌会降低，皮肤会变得干燥，变得特别怕冷。此外，伴随年龄增长，如果肌肉和皮下脂肪减少的话，感受到寒冷的情况肯定会增加，这种情况是正常的老化现象。

老了

感到难受的话，请接受心理咨询

如果感到焦虑，并不需要立即惊慌失措地到医院接受心理咨询。就像年复一年身体机能和身体状况会慢慢发生变化那样，精神和性格方面发生变化也并不奇怪。所以可以重新仔细审视下自身的性格和人际关系。

自身发现焦虑情绪增多与被亲人或周围人说"最近你比较焦虑呀"的情况又略有不同。对此，如果是自己感觉到难受的话，请接受心理咨询吧！如果没病的话，就当自己瞎操心了，可以一笑而过。

特别是50岁左右的女性，荷尔蒙平衡在变化，可以认为是该时期特有的更年期障碍的影响。实际上，这种变化如果早的话，40岁左右就开始了，月经周期即使有规律，卵巢内卵泡的数量也会骤减。卵巢会持续萎缩，30岁平均15克的重量在到了50岁后会减少至5克，最后，卵泡在50岁左右消失，月经停止。医学上将无月经超过12个月以上的情况判断为闭经。50～54岁被视为日本女性闭经年龄的中位数（也可以认为是平均数）。

这样一来，随着卵巢机能的退化，女性荷尔蒙中的雌性激素也会急剧减少。因为雌性荷尔蒙的受容体分布在全身，所以可想而知，这种巨大变化对女性的心理冲击有多大。当然也有个体差异，让人变得健忘增加、更容易神经质，变得抑郁、愁眉不展、沉浸于莫名的不安之中，忧郁、没精神。此外，还会对无聊的事情变得兴奋，睡眠容易变浅并导致难以入睡等。

这一时期要注意的是骨质疏松症。一般认为闭经开始到闭经后的十年间，女性骨量会减少20%以上。因为骨量减少，骨折风险会增加，在罹患骨质疏松症的人群中女性居多。女性骨质疏松率之高显得不太公平，这是因为男性的荷尔蒙分泌不会有急剧变化。

于是，如果迎来了更年期，那么这几年即使身体没有特别的不适，也建议将之视为调理期已经来临的信号，应该去做妇科检查。在和专科医生协商的基础上，有需要的人如果接受该时期所特有的荷尔蒙补充疗法的话，更年期就会变得更容易度过，精神上会变得平静，也应该能够远离骨质疏松症。

女性荷尔蒙是女人的"守护天使"，在有月经的漫长岁月中，它起到了守护女性身心健康的关键作用。女性健康关乎下一代的健康。但是，一旦失去了女性荷尔蒙，女性感染各类疾病的可能性就会不断增加。

其中，人体内的脂肪多积聚在内脏周围，容易诱发生活方式病。与同龄的男性相比，缺乏女性荷尔蒙的女性往往更容易陷入健康的窘境。一般来说，女性跟男性相比，也可能是女性身材瘦小、肌肉量少，即使吃相同的东西也更容易（内脏脂肪型）肥胖。

因此，建议这一时期的女性开始养成良好的饮食习惯和运动习惯，然后根据个人身体需要可以考虑接受荷尔蒙补充疗法。或许在育儿暂时告一段落之时，充分利用这来之不易的自由时间，能够更多地投资在自身的健康上。对更年期以后的女性而言，肥胖是健康的大敌!

男性"性"功能大幅衰退

老了

对于男性而言，荷尔蒙补充疗法很有效

说起更年期综合征想必大家都不会感到陌生了，但是提到男性更年期，很多人可能觉得很难想象或不可思议。其实，和女性一样，男性到了一定的年龄也会进入更年期。对于"更年期"男性而言，男性荷尔蒙补充疗法作为一种门诊疗法有着很高的人气。"啊？这是真的吗？"肯定也会有人这样反问，实际上近年来男性更年期问题越来越受到广泛关注。男性荷尔蒙不会像女性那样骤减，而是慢慢衰退。而且男性和女性不同，男性荷尔蒙在衰退方式和影响方面存在很大的个体差异。

处于更年期的男性容易出现性欲降低、性功能障碍、缺乏工作积极性与创造力、易倦怠等症状。男性荷尔蒙补充疗法更多时候采用肌肉注射的治疗方式。注射一次，大约能保证让你的生活充满活力一个月。

对于并不十分忙碌的男性而言，可以每隔三个月注射一次荷尔蒙。为什么注射后药效可以保持那么长时间呢？这是因为荷尔蒙剂基本都是脂溶性的，所以肌肉内注入一定量之后，会一点点进入血流。

更年期的男性不仅有性功能障碍的问题，还会出现精气神不足与悲观抑郁。如果是其他原因的话，解决了就可以了，但有好多情况是男性荷尔蒙减少等原因造成的。所以，即使男性机能健全，如果能想到某些精神方面的问题，最好接受去医院就诊。还有人指出可能有助于预防和治疗抑郁症。

同时，众所周知，作为男性荷尔蒙的雄性激素如果减少，好的胆固醇就会减少，同时坏的胆固醇和总胆固醇会增加，胰岛素的功效也会出现恶化，这样一来，包含心血管疾病和癌症在内，各种原因的死亡风险会不断增加。

此外，男性荷尔蒙补充疗法也有副作用，会导致前列腺肥大、前列腺癌以及肝功能障碍和多血症等患病概率增加。因此，具体治疗时，患者一定要在专业医生指导下谨慎使用，切勿自行使用。

参考文献

［1］日本老年医学会. 老年医学 系统讲义教材［M］.西村书店.

［2］东京大学医学部附属医院老年病科.简易老年人健康教室［M］.医学杂志社.

［3］中尾喜久，植村恭夫，高久史麿，铃木章夫. 家庭医学大全科［M］. 法研.

［4］大内尉义，秋山弘子. 新老年学［M］.3版. 东京大学出版会.

作者简介

细井孝之

医疗法人财团健康院（东京银座），健康院医院院长

预防医疗研究所 所长

毕业于千叶大学医学部医学科。先后担任范德堡大学（Vanderbilt University）医学部血液研究部门研究员，东京大学医学部老年病学教室讲师、门诊主任医师，东京都老人医疗中心（现东京都健康长寿医疗中心）内分泌科科长。国立长寿医疗研究中心临床研究推进部部长等要职。日本骨质疏松症学会理事。专业领域为老年医学，抗老化医学，骨质疏松等骨代谢疾病。

参与TBS电视台《紧急医生！》、NHK（日本放送协会）电视台《尝试去认可》《团块style》《问名医，想咨询这个问题！》《今日健康》等多个电视节目。